主编单位

河南全国中华

会治未病分会
新联盟
于京畿豫医工作室

总主编　周运峰　杨建宇

主　编　严晓慧
　　　　周运峰　杨建宇

中医治未病全图解

拔罐

河南科学技术出版社

· 郑州 ·

图书在版编目（CIP）数据

中医治未病养生有道全图解.拔罐／严晓慧,周运峰,杨建宇主编.—郑州:河南科学技术出版社,2019.1（2019.8重印）

ISBN 978-7-5349-9129-5

Ⅰ.①中… Ⅱ.①严…②周…③杨… Ⅲ.①拔罐疗法-图解 Ⅳ.①R24-64

中国版本图书馆CIP数据核字(2018)第022849号

出版发行：河南科学技术出版社
　　　　　地址：郑州市郑东新区祥盛街27号　邮编：450016
　　　　　电话：（0371）65788613
　　　　　网址：www.hnstp.cn
策划编辑：马艳茹　高　杨　吴　沛
责任编辑：吴　沛
责任校对：司丽艳
封面设计：张　伟
版式设计：孙　嵩
责任印制：朱　飞
印　　刷：郑州环发印务有限公司
经　　销：全国新华书店
幅面尺寸：720 mm×1020 mm　1/16　印张：10　字数：135千字
版　　次：2019年1月第1版　　2019年8月第3次印刷
定　　价：28.00元

"中医治未病养生有道全图解"系列丛书

总 主 编：周运峰　　杨建宇

主编单位：河南中医药大学

　　　　　全国卫生产业企业管理协会治未病分会

　　　　　中关村炎黄中医药科技创新联盟

　　　　　中华中医药中和医派杨建宇京畿豫医工作室

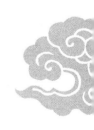

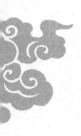

中医治未病养生有道全图解·拔罐

作者名单

主　　编：严晓慧　　周运峰　　杨建宇

副主编：郭现辉　　孙　波　　陈瑞芳

编　　者：王金淼　　时明伟　　赵为民

　　　　　刘松江　　谢　胜　　陶　永

　　　　　张新荣　　梁　超　　翟玉珍

　　　　　魏素丽　　杨　勇　　李又娟

序

中国传统医药学是中国对世界人民的贡献之一，它不但庇佑中华民族的繁衍生息，而且对世界各国人民的健康也做出了巨大的贡献！今天，全世界的中医药人，携手共进，努力前行，就是要使中国医药学成为世界共享医学，为全人类的健康事业再度做出辉煌的贡献！这也许就是我们的中医梦，振兴中医、复兴中医之梦！也是中华民族乃至全世界人民的健康梦！

党中央、国务院十分重视人民群众健康水平的提高，对中医药学的发展给予了大力支持，在全社会开展健康提升大工程。值此，全国卫生产业企业管理协会治未病分会副会长、河南中医药大学周运峰教授提出：治未病分会应该有所作为！建议由其领导的重点学科与治未病分会的专家们一起，编写一套对中医治未病从业医生和养生服务人员有学术参考价值的技术性、适用性书籍。同时，这套书要让大众看得懂、学得会、用得上，可以服务于大众，提高大众的健康水平。这个提议顺应时代要求，符合国家政策，又是百姓所需，得到了全国卫生产业企业管理协会及治未病分会的称赞和积极响应。在治未病分会秘书处王春旺、蒋大为两位副秘书长的具体协调下，经过河南中医药大学有关专家和治未病分会的部分专家的不懈努力，终于完成"中医治未病养生有道全图解"系列丛书。本套丛书共7本，图文并茂，可供专业人士参阅借鉴，也适合大众阅读，既可以传播治未病养生知识，又可以为治未病养生学科规范建设和健康中国建设贡献力量！

本套丛书分艾灸卷、刮痧卷、经穴妙用卷、按摩卷、脐疗卷、敷贴卷、拔罐卷等，内容均为治未病养生之常用适宜技术。其中有些表述及手法，可能与某些专家的有些差异，但并不影响知识和技术的传播。毋庸置疑，本套丛书也一定不是治未病与养生技术的全部或大部，学海无涯，我们仍需不断学习和探索。

本套丛书是各位参编的医学专家、养生专家不懈努力的结果，由于时间紧、任务重，以及专家们的学识与资料有限，书中可能会有不妥之处，希望广大读者与专家多多批评指正！

　　老习惯！在每次讲课或有关文稿的最后，我都会用"中医万岁！"这一口号作为结束语。"中医万岁！"是我的恩师、国医大师孙光荣在21世纪初针对有人妄想让中医退出医学主流而针锋相对地提出的振奋人心的口号，其含义有二：其一，肯定了中医药经过几千年的发展，经历了无数临床实践而证明了中医药学的正确性！肯定了中医药几千年来对庇佑中华民族繁衍生息的巨大历史贡献！其二，振奋了中医药人的行业自信和理论自信，预示中医药一定会大发展、大繁荣，持续发展下去。而今天，我作为孙老中和医派之掌门人、学术传承人，有义务、有责任把"中医万岁！"之口号及其所包含的思想和概念传承下去，以鼓励和振奋中和医派乃至整个中医界之志士仁人。"中医万岁！"也是衷心祝愿每位中医健康长寿！

杨建宇　明医中和斋主　京畿豫医

（全国卫生产业企业管理协会治未病分会会长

中华中医药《光明中医》杂志主编

《中国中医药现代远程教育》杂志主编）

目录

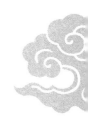

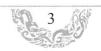

民间广为流传的拔罐疗法

拔罐疗法的起源和发展

一、起源

拔罐疗法在中国有着非常悠久的历史，是传统中医常用的治疗疾病的方法之一，是祖国宝贵的医学遗产。拔罐疗法，古代典籍中亦称之为"角法"，因为古人常以兽角作为吸拔工具来治疗疾病。考古研究表明，在湖南马王堆汉墓出土的帛书《五十二病方》，是我国现存最古老的医书，大约成书于春秋战国时期，而此书中已经有关于角法治病的记述。这说明我国的医家至少在公元前6～前2世纪，已经采用拔罐这一治疗方法。拔罐疗法是我国古代劳动人民在同疾病做斗争的过程中发明的一种简便易行的治疗方法，是祖国医学中非药物民间疗法的一个重要的组成部分。

二、发展

1. 先秦时期

最早的关于拔罐的记载是马王堆汉墓出土的《五十二病方》中"以兽角治疗痔疾"的描述。

2. 晋唐时期

晋代葛洪在他撰写的《肘后备急方》中提到用牛角制成罐状来吸拔脓血治疗疮疡脓肿的例子。

3. 隋唐时期

隋唐时期拔罐疗法逐步发展。唐代王焘的《外台秘要》进一步阐述了"角法"。隋唐时期，在拔罐的工具方面有了新的突破，因竹子价廉易得，所以开始用经过削制加工的竹罐来代替兽角，这极大地方便了拔罐疗法的推广；竹罐便携轻巧，吸拔力好，所以同时也能提高治疗的效果。唐代有人指出，根据不同的部位，可取用不同规格大小的竹罐。当时对吸拔工具和吸拔方法的改进，对后世产生了重要的影响。

4．宋金元时期

隋唐时期在拔罐工具的使用上还处于从兽角到竹罐的过渡期，但到了宋金元时代，竹罐已经完全代替了兽角。在名称上，也由"角法"变为"吸筒法"。在操作上，由单纯用水煮的煮拔筒法发展为药筒法。

5．明代

明代拔罐法已经成为中医外科中重要的外科治疗方法之一，当时一些主要的外科著作几乎都记载有拔罐疗法，主要用于吸拔脓血、治疗痈肿等。在吸拔的方法上亦有所改进。将竹罐在用多味中药煎熬后的汁液中煮沸后取出直接吸拔。所以，那时候竹罐又被称为"药筒"。

6．清代

清代拔罐法得到了更大的发展。在工具上有了进一步的革新，因为竹罐虽然在价格和取料上都有一定的优势，但吸力在一定程度上还是有所局限，且热胀冷缩或久置干燥后容易开裂漏气。所以清代出现了陶土烧制成的陶罐，并且正式提出了"火罐"一词。清代赵学敏的《本草纲目拾遗》一书中对火罐有详细叙述。陶罐在那时已作为商品而广为流行了。在拔罐方法上，也有较大进步，那时的拔罐法就已经开始采用现在常用的投火法。"以小纸烧见焰，投入罐中，即将罐合于患处。如头痛则合在太阳、脑户或颠顶，腹痛合在脐上。罐得火气舍于内，即卒不可脱，须得其自落，肉上起红晕，罐中有气水出"。这就是目前仍常常使用的投火法。同时，以吸拔相应穴位代替吸拔病灶区来提高治疗效果。拔罐疗法的使用范围也摒除了以往只以吸拔脓血疮毒为主的范畴，而开始应用于多种病症。《本草纲目拾遗》有"拔罐可治风寒头痛及眩晕、风痹、腹痛等症"的描述，可使"风寒尽出，不必服药"。

三、现代拔罐疗法

拔罐疗法在我国已有两千余年的历史，并形成一种独特的治病方法。随着历史的变革和技术的进步，拔罐疗法得到了不断的完善和改进：工具上从古老的兽角到竹罐、陶罐，再到现在的金属罐、玻璃罐、抽气罐等；治疗的范围扩大到内、外、妇、儿、骨伤、皮肤、五官等科上百种疾病；操作方法也从留罐发展为推罐、闪罐；特别是将拔罐与现代治疗方法相结合，可以收到极好的疗效。

近些年来随着各国间交流的不断加强，拔罐疗法受到了世界各国人民的喜爱。在法国，拔罐疗法被称为"杯术"；在俄罗斯，拔罐疗法被称为"瘀血疗法"……虽然在世界各地，拔罐疗法都有不同的名字，但是它们都有一个共同的本源。拔罐疗法不同于西医疗法，西医在用药的同时可能会出现一系列的不良反应，并且有着一定的毒副作用。拔罐疗法因为适应证广、疗效显著等诸多优点而被称为是21世纪的"自然疗法"。

选择适合你的拔罐工具

俗话说得好，磨刀不误砍柴工。由此可见，选择合适的工具是极为重要的，拔罐也是如此。很多人习惯把罐头瓶当作火罐使用，由于罐头瓶的玻璃材质不同，有些瓶口很薄，受热后易爆裂伤人，因此，要选择医疗专用的罐具，以保证安全。常用的拔罐器具主要有竹罐、陶罐、玻璃罐等，并没有绝对的哪种罐更好用的说法，选择合适的罐具来进行治疗才是正确的。

一、常用拔罐工具

拔罐疗法所使用的罐具种类很多，按临床使用，一般分为传统罐具和新型罐具两大类。

传统罐具都是根据所用材料而命名，有兽角罐、竹罐、陶瓷罐、玻璃罐、橡胶罐、塑料罐、抽气罐、金属罐8种；分别由兽角(如牛角、羊角)、青竹、陶土、玻璃、橡胶、塑料、金属(如铁、铝、铜等)制成。目前，在民间和基层医疗单位仍普遍使用竹罐、陶瓷罐、玻璃罐3种；兽角罐在边远山区还有少数人使用；金属罐因导热快，太笨重，已被淘汰。

新型罐具又分为电热罐、磁疗罐、红外线罐、紫外线罐、激光罐、离子渗入罐等多种，但这些罐具因造价高，使用复杂，目前仅限于少数医疗部门使用，未能全面普及和推广。

（1）兽角罐：是指用牛角、羊角等兽角制成，顶端磨成一孔的罐具，主要用于吸吮排气。目前，我国边远少数民族地区仍有用兽角拔罐的习惯。

（2）橡胶罐：用具有良好伸缩性能的橡胶制成。口径小至可用于耳穴，大到可以覆盖整个人体。其形状因临床需要各异。用于抽气排气法。优点是消毒便利，不破损，适用于耳、鼻、眼、头皮、腕踝部和稍凹凸不平的特殊部位拔罐；缺点是价格高，无法观察罐内皮肤的变化。

（3）塑料罐：用耐热塑料压制而成。其规格型号与玻璃罐相似。优点是不易破损，轻便携带；缺点是不能观察罐内变化，并易老化变形。

（4）竹罐：随排气方法不同，选材、制作也有区别。竹制火罐因用火力排气，须选取坚实成熟的老竹子来制作。老熟的竹材料质地坚实，经得起火烤而不变形、不漏气。竹制水罐，因要用水或药液煮罐，蒸汽排气，要选择尚未成熟但不青嫩且质地坚实的竹子制作。一般将合适的细毛竹截成长

6～9厘米的竹管，一端留竹节为底，一端为罐口，口径有3厘米、4.5厘米、6厘米不等，用刀将竹罐内壁的内膜刮去，将罐口打磨至平整光滑即可。竹罐的优点是轻巧、价廉、原料易得、不易摔碎；缺点是易爆裂漏气。

（5）陶罐：由陶土烧制而成，罐体两端小、中部膨大，口底平正，里外光滑，厚薄适宜。口径大小不一，口径小的较短，口径大的较长。优点是密封性好、不漏气、吸力大；缺点是罐体较重，落地易碎，但适用于火力排气法。

（6）玻璃罐：由耐热玻璃制成。玻璃罐腔大口小，形如球状，罐腹凸起，罐口光滑较宽。按罐口直径及腔大小，可分为大、中、小3种型号，多用于火力排气法，特别适用于走罐法及针刺后拔罐法。优点是轻便好用，质地透明便于观察掌握时间，易消毒；缺点是携带不便、容易破碎。是目前临床应用最广泛的罐具。

（7）铜罐和铁罐：由铜或铁皮制成，形状类似竹罐，孔径的大小不一。优点是不易破碎；缺点是传热太快，容易烫伤皮肤。所以目前应用较少。

（8）抽气罐：用青霉素等药瓶或类似的小药瓶，将瓶底切去磨平，切口需光洁，瓶口的橡皮塞需保留完整，便于抽气时应用。现有用透明塑料制的抽气罐，不易破碎，上置活塞，便于抽气，因而在家庭拔罐中很受欢迎。

在没有专用罐具或在突发的紧急情况下，可用随手可得的代用罐进行拔罐治疗，如茶杯、酒杯、空药瓶、罐头瓶、碗等，只要口部平整光滑，能耐热，能产生一定吸拔力的器具皆可用来拔罐。

二、选择器具的原则

选择拔罐的器具时应该遵守以下几个原则。

1. 罐口宽阔，便于操作

选择火罐时一定要选择罐口较宽的，以免在操作中形成阻碍，但应注意罐口的直径不应大于罐体，以免造成吸附力过小。

2. 便于观察，便于操作

罐体的选择应使其在操作过程中，便于观察吸附的情况，并根据患者的反应随时调整其吸拔的时间及作用力的大小等。

3. 边缘平滑圆润

拔罐疗法是以罐体与皮肤之间形成一个完整的密闭系统，形成负压的吸引力刺激皮肤或穴位的一种疗法，因此皮肤要与罐口形成紧密结合，选择边缘平滑圆润的物体，可以避免划伤皮肤。

常用的拔罐方法

拔罐的方法有很多种，根据拔罐的数量、手法等不同，大致有单罐法、留罐法、闪罐法、针罐法、走罐法、刺络拔罐法、提罐法、水罐法、药罐法、转罐法、摇罐法、指罐法、按摩罐法、灸罐法、贴棉法、发疱罐法等，其中比较常用的是留罐法、闪罐法、针罐法、走罐法、刺络拔罐法、灸罐法、贴棉法。此外，近年来随着现代医疗技术的发展，还出现了将拔罐与现代医疗科学相结合的一些拔罐方法，如磁疗罐法、神灯罐法等。

一、留罐法

留罐法又称坐罐法，是指将罐吸拔在应拔部位后留置一段时间的拔罐法。留置时间一般为5～10分钟，视病情也可留置10～20分钟。该方法可用于大部分病症的拔罐治疗，是最常用的拔罐法。但是，夏季及肌肤薄处留罐时间不宜过长，以免形成水疱损伤皮肤。

二、多罐法

多罐法即多罐并用，用于治疗病变范围比较广泛、病变处肌肉较丰满的疾病，或敏感反应点较多者，可根据病变部位的解剖形态等情况，酌情吸拔数个至十余个。也用于在一些皮肤病等疾病的病灶区直接拔罐。

三、闪罐法

闪罐法是临床常用的一种拔罐手法，一般用于皮肤不太平整、肌肉比较松弛、吸拔不紧或容易掉罐的部位。具体操作方法是用镊子或止血钳夹住蘸有适量乙醇的棉球，点燃后送入罐底，立即抽出，将罐拔于施术部位，然后将罐立即起下，按上述方法多次吸拔于施术部位至皮肤潮红为止。通过反复的拔、起，使皮肤反复地紧、松，反复地充血、不充血、再充血，形成物理刺激，对神经和血管有一定的兴奋作用，可增加细胞的通透性，改善局部血液循环及营养供应，适用于治疗肌萎缩、局部皮肤麻木酸痛或一些较虚弱的病症。采用闪火法注意操作时罐口应始终向下，棉球应送入罐底，棉球经过罐口时动作要快，避免罐口反复加热以致烫伤皮肤；操作者应随时掌握罐体温度，如感觉罐体过热，可更换另一个罐继续操作。此法的兴奋作用较为明显，适用于局部皮肤麻木或功能减退的虚证患者。

四、针罐法

针罐法是针刺与拔罐相结合的一种综合拔罐法。先在一定部位施行针刺，待达到一定刺激量后，将针留在原处，再以针刺点为中心，拔上火罐，以增加治疗效果。操作时要特别注意针柄不宜过长，以防吸拔时触及罐底，使针头深入体内出现危险。本法不得在胸部、背部使用。本法也可先在待拔穴位上针刺，得气后立即出针，在针孔处拔罐，可吸出少量血液或组织液；还可局部消毒后，用梅花针叩击体表，使皮肤潮红或微出血后再拔罐，并留罐5～10分钟，适用于麻木、瘫痪等病证。针刺和拔罐相结合，增强了对经络穴位的刺激量，常用于比较顽固的病证，如中医所指的"痹证"、顽固性风湿痛、陈旧性筋骨损伤、坐骨神经痛、腰椎间盘突出等患者可用此法。用针罐法时，应该注意手法的掌握，防止滞针、断针。

五、走罐法

走罐法又称行罐法、推罐法及滑罐法等。一般用于治疗病变部位较大、肌肉丰厚而平整处，如腰背部、大腿等处，或者需要在一条或一段经脉上拔罐时。走罐法宜选用玻璃罐或陶瓷罐，罐口应平滑，以防划伤皮肤。具体操作方法是，先在将要施术的部位涂适量的润滑液，然后用闪火法将罐吸拔于皮肤上，循着经络或需要拔罐的线路来回推罐，至皮肤出现瘀血为止。操作时应注意根据患者的病情和体质调整罐内的负压，以及走罐的快慢、轻重。罐内的负压不可过大，否则走罐时由于疼痛较剧烈，患者无法接受；推罐时应轻轻推动罐的颈部后边，用力要均匀，以防火罐脱落。走罐法对不同部位应采用不同的方法。腰背部沿垂直方向上下推拉；胸肋部沿肋骨走向左右平行推拉；肩、腹部采用罐具自转或在应拔部位旋转移动的方法；四肢部沿长轴方向来回推拉等。

六、刺络拔罐法

刺络拔罐法又称为刺血罐法。刺的时候不宜过深，出血量控制在10毫升以内。

刺络拔罐法是指刺络放血与拔罐配合应用的一种拔罐方法。是指用三棱针、皮肤针（梅花针、七星针等）刺激病变部或小血管，使其潮红、渗血或出血，然后加以拔罐的一种方法。先在局部刺络出血，然后再进行拔罐，留罐5～10分钟取下，再用干棉球擦净皮肤即可。此法在临床治疗中较常用，而且适应证广，见效快，疗效好，具有开窍泄热、活血祛瘀、清热止痛、疏经通络等功能。此外，对重症、顽症及病情复杂的患者也非常适用。

七、灸罐法

灸罐法是指将拔罐与艾灸疗法相结合的方法。一般是用艾条先温灸局部皮肤，至皮肤有温热感或人体感觉舒适止，然后再进行拔罐。

八、贴棉法

贴棉法是指用直径为2厘米左右、厚薄适中的棉花片浸少量75%～95%的乙醇，贴在罐内壁的中段，以火柴点燃，扣在施术部位上，即可吸住。此法多用于侧面拔，须防乙醇过多，滴下烫伤皮肤。

拔罐的常见反应

一、拔罐正常反应

无论用哪种方法将罐吸于体表，由于罐的负压吸引作用，局部软组织会隆起于罐口内平面以上，患者觉得局部有牵拉发胀感，或温暖、发热、凉气外出等舒适感，有的病证会立即或渐渐减轻，甚至完全消除。根据每个人反应的不同，出现的多寡显隐有别，上述感觉并非全部出现。留罐到一定时间，或闪罐、走罐多次后，局部的软组织呈现潮红、紫红色（瘀斑色），或出现丹痧（小点状，紫红色疹子），起罐后皮肤的这些变化可能维持一至数天。以上都属于拔罐疗法的正常治疗效应。

二、拔罐异常反应

上罐后，如果患者感到局部非常紧张，灼辣疼痛难忍，数分钟就起了水疱（也可能患湿气证），或者在施术部位的远端感觉发麻、发凉、疼痛等，都属于异常反应。引起异常反应的原因大概有以下几方面：

（1）患者精神紧张，心理反应过度。

（2）吸罐时间过长，吸力过大。局部瘀血形成过多，隆起明显。

（3）施术时失误，灼伤皮肤，或皮肤本来就有伤口。

（4）所涂药物的刺激性过强。

（5）罐口边缘太薄（指代用罐），或有沙粒状凸起或凹缝、凸痕不平滑，或患者皮肤干枯松弛（如老年人），加上医者上罐时可能旋转了手腕（旋罐），使皮肤出现褶皱等使得患者有疼痛感。

（6）晕罐。拔罐的过程中，患者出现头晕、心慌、冒冷汗、恶心、呕吐，甚至晕厥等症状，称为晕罐。一般而言，单纯拔罐引起晕罐者极为罕见，只有在施行针罐法和刺罐法时偶尔发生。

（7）拔罐的部位不正确，有浅在的较大动脉分布（如腹股沟动脉、足背动脉搏动处），由于吸力的作用，局部软组织紧张，动脉受压使得血液运行受到影响，于是远端的组织出现缺血，故出现发麻、发冷、疼痛等反应，甚至还会出现组织坏死。

不同罐印的意义

一、罐印的不同表现

拔罐后皮肤在真空负压的作用下都有一定程度的皮肤隆起和充血、瘀血等发生，表现为不同颜色和状态的罐印，不同的罐印表现说明了不同的问题。

（1）罐印紫黑而黯，表示体内有血瘀，如行经不畅、痛经或心脏供血不足等，当然，如患处受寒较重，也会出现紫黑而黯的印迹。如印迹数日不退，则常表示病程已久，需要多治疗一段时间。如走罐出现大面积黑紫印迹时，则提示风寒所侵犯面积较大，应对症处理以驱除寒邪。

（2）罐印发紫伴有斑块：表示可能有寒凝血瘀之证。

（3）罐印呈分散紫点且深浅不一：一般为气滞血瘀之证。

（4）淡紫发青伴有斑块：以虚证为主，兼有血瘀，如在肾俞穴处呈现，则提示肾虚；如在脾俞部位出现，则系气虚血瘀。此点常伴有压痛。

（5）罐印鲜红而艳：一般表示阴虚、气阴两虚。阴虚火旺也可出现此印迹。

（6）罐印呈鲜红散点：通常在大面积走罐后出现，并不高出皮肤。如果在某穴位及其附近集中，预示该穴所在脏腑存在病邪。（临床中有以走罐寻找此类红点，用针刺以治疗疾患的。）

（7）罐印灰白，触之不温，多为虚寒和湿邪。

（8）罐印表面微痒，或出现皮纹，表示风邪和湿证。

（9）罐体内有水汽，表示该部位有湿气。

（10）罐印出现水疱，说明体内湿气重；如果水疱内有血水，是热湿毒的反映。

（11）出现深红、紫黑或丹疹，或触之微痛兼见身体发热者，为患热毒证；身体不发热者，表示患瘀证。

（12）皮肤颜色不变，触之不温者，提示患虚寒证。

二、水疱

水疱的实质就是皮下组织液的渗出，使局部皮肤"充水"。体内的痰、饮、水、湿等病理产物及水分在负压的作用下透过皮下组织，进入并停留在皮肤中，这样就形成了水疱。水疱的大小和数量在很大程度上反映了机体内痰饮水湿的情况。水分多则表示湿重。

三、皮肤温度的改变

一般拔罐后，拔罐局部和周围的皮肤温度都会有不同程度的升高，皮肤温度的适当升高表明机体抵抗力较好，正气比较充足；如果皮肤温度升高明显则表明机体感受阳邪、实邪所致，或者患者的疾病证候为实证、热证；机体在感受风、寒、湿邪之后，或者所患疾病的症候为虚证、寒证，则有时皮肤温度升高不明显甚至降低。

四、皮肤渗出物的不同性质

拔罐后皮肤一般都会有少量的水汽渗出，属于正常现象。

在病理状态下，如果皮肤有大量的水汽渗出，附于罐的表面，则表明机体内的痰、饮、水、湿比较严重。结合皮肤表面渗出物的颜色、性质可以对疾病做出一定的诊断：如果渗出物颜色淡白为寒证；清水、质地稀薄则为虚寒证；水疱、水肿比较明显，数量较多，周围皮肤温度不高则为寒湿证；质地黏稠则为实寒证；如果渗出物颜色淡黄或黄色，为热证，质地稀薄则为虚热证，质地黏稠则为实热证；水疱不太明显，数量较少，黄水或者混浊，周围皮肤温度较高则为湿热证。

拔罐的注意事项

（1）拔罐时要选择合适的体位和部位，皮肤表面如有皱纹、松弛、瘢痕、体位不当、移动、骨骼凹凸不平、毛发较多的部位均不适用，火罐易脱落。在应用走罐时，不能在骨突处推拉，以免损伤皮肤，或火罐漏气脱落。

（2）使用多罐时，火罐排列的距离不宜太近，否则皮肤被火罐牵拉会产生疼痛，同时因罐子互相排挤，也不易拔牢。

（3）拔罐时不要同一个位置反复吸拔，否则会对皮肤造成损伤。用火罐时应注意勿灼伤或烫伤皮肤。若烫伤或留罐时间太长而皮肤起水疱时，小的无须处理，敷以消毒纱布，防止擦破即可。水疱较大时，用消毒针将水放出，涂以甲紫，或用消毒纱布包敷，以防感染。

（4）应用刺血拔罐时，针刺皮肤出血的面积，要等于或略大于火罐口径。出血量须适当，每次总量成人以不超过10毫升为宜。

（5）施针罐时，须防止肌肉收缩、发生弯针，并避免将针撞压入深处造成损伤。胸背部腧穴均宜慎用。

（6）根据不同部位，选用大小合适的罐。操作时必须迅速，才能使罐拔紧，吸附有力。投火法拔罐时，罐口要向上倾斜，避免火源掉下烫伤皮肤。应用闪火法时，棉棒蘸乙醇不要太多，以防乙醇滴下烧伤皮肤。用贴棉法时，须防止燃着的棉花脱落。用架火法时，扣罩要准确，不要把燃着的火架撞翻。用煮水罐时，应甩去罐中的热水，以免烫伤患者的皮肤。

（7）拔罐时间不宜过长，有人认为拔火罐的时间越长，效果会越好，这种观念是错误的。正确的拔火罐时间应该是在10～15分钟。如果是身体不太好的老人或小孩，时间要减半。拔火罐时间过长，可能会伤害到皮肤，甚至引起皮肤感染。

（8）起罐时，应动作轻柔，不可强力硬拔，应当一手抓住罐子，一手按下皮肤。起罐后，及时穿好衣服，做好保暖。不要立即到户外活动，以免受风着凉。

（9）拔罐后不能马上洗澡，此时的皮肤非常脆弱，洗澡很容易导致皮肤破损、发炎。正确的洗澡时间是在拔罐1～2小时后，洗澡水的温度要适当高一些。

（10）拔罐前后不要喝酒。拔罐的主要作用是调理气血，乙醇进入血液后，会麻痹血管运动中枢、呼吸中枢及周围血管，导致拔罐效果下降。

（11）拔罐后不要剧烈运动。拔罐加速了身体局部的血液循环，剧烈运动容易导致风邪入体。建议拔罐后最好休息半小时。

拔罐的操作步骤及操作方法

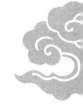

一、操作步骤

1. 操作前准备

（1）仔细检查患者，明确诊断，根据病情确定是否适应，有无禁忌。检查拔罐的部位和患者体位，是否合适。

（2）检查应用的药品、器材是否齐备，检查罐口是否光滑和有无残角破口，然后一一擦净，按次序排置好。

（3）对患者说明施术过程，解除其恐惧心理，增强其治疗信心。

（4）准备材料：选择合适罐具一个或数个，根据部位选择型号，镊子一把，95%乙醇一小瓶（大口的），棉球一瓶，火柴、干净毛巾、香皂、脸盆。

2．患者体位

患者的体位正确与否，关系着拔罐的效果。正确体位应使患者感到舒适，肌肉能够放松，施术部位可以充分暴露。一般采用的体位有以下几种：

（1）仰卧位：适于前额、胸、腹及上下肢前面。

（2）俯卧位：适于腰、背、臀部及上下肢后面。

（3）侧卧位：适于侧头、面部、侧胸、髋部及膝部。

（4）俯伏坐位及坐位：适于项部、背部、上肢及膝部。

3．选罐

根据部位面积的大小，患者体质的强弱及病情而选用大小适宜的火罐、竹罐及其他罐具等。

4．擦洗消毒

在选好的治疗部位上，先用毛巾浸开水洗净患部，再以干纱布擦干，为防止发生烫伤，一般不用乙醇或碘伏消毒。如因治疗需要，必须在有毛发的地方或毛发附近拔罐时，为防止引火烧伤皮肤或造成感染，应先行剃毛。

5．温罐

冬季或深秋、初春天气寒冷时，拔罐前为避免患者有寒冷感，可预先将罐放在火上燎烤。温罐时要注意只烤烘底部，不可烤其口部，以防过热造成烫伤。温罐时间，以罐子不凉、和皮肤温度相等或稍高于体温为宜。

6．施术

首先将选好的部位显露出来，施术者靠近患者身边，顺手（左手或右手）执罐，按不同方法扣上。

7. 治疗间隔时间

治疗间隔的时间可根据病情来决定。一般来讲，慢性病或病情缓和的，可隔日一次。病情急的可每日一次，如发高热，急性类风湿，或急性胃肠炎等病可每日1～2次，甚至3次，皆不为过，但留罐时间却不能过长。

8. 疗程

一般以12次为1个疗程，如病情需要，可再继续几个疗程。

二、操作方法

先用干净毛巾，蘸热水将拔罐部位擦洗干净，然后用镊子镊紧棉球稍蘸乙醇，火柴燃着，用闪火法，往玻璃火罐里一闪，迅速将罐子扣在皮肤上。

（1）火力大小：火力大小也要掌握好。乙醇多，火力大则吸拔力大；乙醇少，火力小则吸拔力小。还有罐子扣得快则吸力大，扣得慢则吸力小。这些都可临时掌握。

（2）部位：肩端、胸、背、腰、臀部，以及颈椎、足踝、腓肠肌等肌肉丰厚、血管较少的部位，皆可拔罐。另外还可根据病情、疼痛范围，决定拔1～2个火罐，或4～6个甚至10个火罐。

（3）留罐时间：过去留罐时间较长，有10～30分钟，这种长时间留罐，容易使局部黑紫一片，瘀血严重，增加吸收困难，因此，现在留罐时间一般缩短了，根据身体强弱及浅层毛细血管渗出血液情况，来考虑留罐时间。实践证明，短时间留罐比长时间留罐好处多。严重瘀血减为轻微渗出血或充血，便于吸收，增强抗病能力；不留瘢痕；防止吸拔过度，造成水疱伤引起感染；时间虽短，疗效较高。

（4）询问：火罐拔上后，应不断询问患者有何感觉（假如用玻璃罐，还要观察罐内皮肤反应情况），如果罐吸力过大，产生疼痛即应放入少量空气。方法是用左手拿住罐体稍倾斜，以右手指按压对侧的皮肤，使之形成一微小的空隙，使空气徐徐进入，到一定程度时停止进气，重新扣好。拔罐后患者如感到吸着无力，可起下来再拔一次。

（5）起罐：左手轻按罐子，向左倾斜，右手示、中二指轻轻按住罐口的肌肉处，使罐口漏出空隙，透入空气，使吸力消失，罐子自然脱落。

经络学说是拔罐疗法的基础

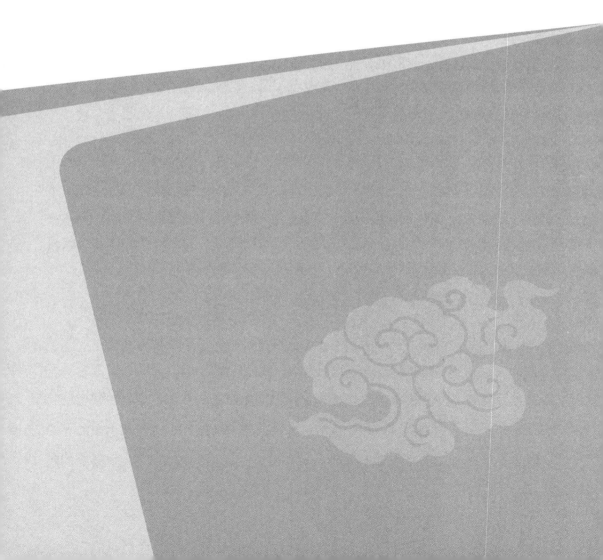

经络的概念

经络是经脉和络脉及其连属组织的总称。中医上认为，经络是运行气血、联系脏腑和体表及全身各部的通道，是人体功能的调控系统。经络学也是人体针灸和按摩的基础，是中医学的重要组成部分，是古人在长期生活保健和医疗实践中逐渐发现并形成的理论。它是以手、足三阴和三阳经，以及任、督二脉为主体，网络遍布全身的一个综合系统。它内联五脏六腑，外布五官七窍、四肢百骸，沟通表里、上下、内外，将人体的各部分连接成有机的与自然界阴阳属性密不可分的整体，并将物质输送到全身的各个脏器。同时能抵御病邪且保卫机体，让人体保持健康正常的运转。

十二经脉是经络系统的主体，所以称其为"正经"。十二经脉按其循行顺序分别称为：手太阴肺经、手阳明大肠经、足阳明胃经、足太阴脾经、手少阴心经、手太阳小肠经、足太阳膀胱经、足少阴肾经、手厥阴心包经、手少阳三焦经、足少阳胆经和足厥阴肝经。

奇经八脉与十二正经不同，既不直属脏腑，又无表里配合关系，别道奇行，也因此得名。它包括督脉、任脉、冲脉、带脉、阴维脉、阳维脉、阴跷脉、阳跷脉。

十二经别是十二经脉在胸腹及头部的内行支脉。奇经八脉具有特殊分布和一定的作用。十五络脉是指人体十二经脉加上躯干前的任脉、躯干后的督脉各自别出的一络和躯干侧的脾之大络，共十五条。

古人在很早的时候就已经发现经络的阴阳平衡与身体健康有着密切的联系，如身体虚弱的，就选择阳性的经脉去拔罐疏通以补足正气。由于外界的阴阳环境是在不断发生着变化的，季节更替、温度变化等都会改变外界的阴阳环境，所以通过经络调节机体的阴阳达到平衡状态就显得尤为重要。阴阳气息秉持着少则补、多则泻的原则，通过经络的调节来达到平衡。

经络学说是祖国医学基础理论的核心之一。它源于远古时代，有着悠久的历史；它又服务于当今社会，能用来解释各种病理变化，协助诊断疾病，并指导临床的治疗。在两千多年的医学长河中，为中华儿女健康的保障发挥着极其重要的作用。

十二经脉的概述

十二经脉是经络学说的主要内容。"十二经脉者，内属于腑脏，外络于肢节"，这概括说明了十二经脉的分布特点：内部，隶属于脏腑；外部，分布于躯体。又因为经脉是"行血气"的，其循行有一定方向，就是所说的"脉行之逆顺"，后来称为"流注"；各经脉之间还通过分支互相联系，就是所说的"外内之应，皆有表里"。

十二经脉可以从两方面看，一方面是按手足，另一方面是按阴阳。按手足看，可以发现手和手臂上有六条经脉，腿和足上有六条经脉；按阴阳看，可以发现手臂的内侧、腿的内侧各有三条阴经，手臂的外侧、腿的外侧也各有三条阳经。

下面就大致地分别介绍一下十二经脉的各个经脉。

1. 手太阴肺经

手太阴肺经主要分布在上肢内侧前缘，与手阳明大肠经相表里，经筋分布其外部。

2. 手阳明大肠经

手阳明大肠经主要分布在上肢外侧前缘，与手太阳肺经相表里，经筋分布其外部。

3．足阳明胃经

足阳明胃经主要分布在头面、胸腹第二侧线及下肢外侧前缘，与足太阴脾经相表里，经筋分布其外部。

4．足太阴脾经

足太阴脾经主要分布在胸腹及下肢内侧前缘，与足阳明胃经相表里，经筋分布其外部。

5．手少阴心经

手少阴心经主要分布在上肢内侧后缘，与手太阳小肠经相表里，经筋分布其外部。

6．手太阳小肠经

手太阳小肠经主要分布在上肢外侧后缘，与手少阴心经相表里，经筋分布其外部。

7．足太阳膀胱经

足太阳膀胱经主要分布在腰背第一、二侧线及下肢外侧后缘，与足少阴肾经相表里，经筋分布其外部。

8．足少阴肾经

足少阴肾经主要分布在下肢内侧后缘及胸腹第一侧线，与足太阳膀胱经相表里，经筋分布其外部。

9．手厥阴心包经

手厥阴心包经主要分布在上肢内侧中间，与手少阳三焦经相表里，经筋分布其外部。

10．手少阳三焦经

手少阳三焦经主要分布在上肢外侧中间，与手厥阴心包经相表里，经筋分布其外部。

11．足少阳胆经

足少阳胆经主要分布在下肢的外侧中间，与足厥阴肝经相表里，经筋分布其外部。

12．足厥阴肝经

足厥阴肝经主要分布在下肢内侧的中间，与足少阳胆经相表里，经筋分布其外部。

奇经八脉的概述

奇经八脉的分布规律：奇经八脉的分布部位与十二经脉纵横交错，八脉中的督脉、任脉、冲脉皆起于胞中，同出于会阴，其中督脉行于背正中线；任脉行于前正中线；冲脉行于腹部会于足少阴经。奇经中的带脉横行于腰部，阳脉行于下肢外侧及肩、头部；阴脉行于下肢内侧及眼；阳维脉行于下肢外侧、肩和头项；阴维脉行于下肢内侧、腹和颈部。下面大致地介绍一下它们，以及它们的主要作用。

任脉：行于腹面正中线，其脉多次与手足三阴及阴维脉交会，能总任一身之阴经，故称为"阴脉之海"。任脉起于胞中，与女子妊娠有关，故有"任主胞胎"之说。

督脉：行于背部正中，其脉多次与手足三阳经及阳维脉交会，能总督一身之阳经，故称为"阳脉之海"。督脉行于脊里，上行入脑，并从脊里分出属肾，它与脑、脊髓、肾又有密切联系。

冲脉：上至于头，下至于足，贯穿全身；成为气血的要冲，能调节十二经气血，故称"十二经脉之海"，又称"血海"，同妇女的月经有关。

带脉：于季胁斜向下行到带脉穴，绕身一周，如腰带，能约束纵行的诸脉。

阴跷脉、阳跷脉：跷，有轻健跷捷之意。有濡养眼目、司眼睑开合和下肢运动的功能。

阴维脉、阳维脉：维，有维系之意。阴维脉的功能是"维络诸阴"；阳维脉的功能是"维络诸阳"。

奇经八脉交错地循行分布于十二经之间，有着极其重要的作用，但其作用主要体现于两个方面。

1. 沟通了十二经脉之间的联系

奇经八脉将部位相近、功能相似的经脉联系起来，达到统摄有关经脉气血、协调阴阳的作用。督脉与六阳经有联系，称为"阳脉之海"，具有调节全身阳经经气的作用；任脉与六阴经有联系，称为"阴脉之海"，具有调节全身诸阴经经气的作用；冲脉与任、督脉及足阳明、足少阴等经有联系，故有"十二经脉之海""血海"之称，具有涵蓄十二经气血的作用；带脉约束联系了纵行躯干部的诸条足经；阴、阳维脉联系阴经与阳经，分别主管一身之表里；阴、阳跷脉主持阳动阴静，共司下肢运动与寤寐。

2. 奇经八脉对十二经气血有蓄积和渗灌的调节作用

当十二经脉及脏腑气血旺盛时，奇经八脉能加以蓄积，当人体功能活动需要时，奇经八脉又能渗灌供应。奇经八脉中的任脉和督脉，因有其所属的腧穴，故与十二经全称为"十四经"。十四经均具有一定的循行路线、病候和所属腧穴。

经络的分布、规律和功能

一、经络的分布和规律

十二经脉在身体中的分布位置可以分为四肢内侧和外侧，上下肢内外侧均可分为前、中、后三个区域，具体说来则如下。

前侧：太阳、阳明。

中侧：厥阴、少阳。

后侧：少阳、太阳。

它们不仅在分布位置上有一定的规律，与人身体的各个组织器官也有相应的对应关系。

手太阴（肺）→手阳明（大肠）→足阳明（胃）→足太阴（脾）→（手少阴）。

手少阴（心）→手太阳（小肠）→足太阳（膀胱）→足少阴（肾）→（手厥阴）。

手厥阴（心包）→手少阳（三焦）→足少阳（胆）→足厥阴（肝）→（手太阴）。

另外中医学讲求平衡，十二经脉也同样遵循着平衡的法则。按照它们的对应关系和阴阳的规律，则如下所示。

手太阴肺经→手阳明大肠经　　太阴（阴气最盛）→阳明（阳气最盛）

足阳明胃经→足太阴脾经　　　阳明（阳气最盛）→太阴（阴气最盛）

手少阴心经→手太阳小肠经　　少阴（阴气次之）→太阳（阳气次之）

足太阳膀胱经→足少阴肾经　　太阳（阳气次之）→少阴（阴气次之）

手厥阴心包经→手少阳三焦经　　厥阴（阴气最衰）→少阳（阳气最衰）

足少阳胆经→足厥阴肝经　　　　少阳（阳气最衰）→厥阴（阴气最衰）

二、经络的功能

中医把经络的生理功能称为"经气"。其生理功能主要表现在沟通表里上下，联系脏腑器官；通行气血，濡养脏腑组织；感应传导；调节脏腑器官的功能活动四个方面。

1．沟通表里上下，联系脏腑器官

人体由五脏六腑、四肢百骸、五官九窍、皮肉筋骨等组成，它们各有其独特的生理功能。只有通过经络的联系作用，这些功能才能达到相互配合、相互协调，从而使人体形成一个有机的整体。

2．通行气血，濡养脏腑组织

气血是人体生命活动的物质基础，必须通过经络才能输布周身，以温养濡润各脏腑、组织和器官，维持机体的正常生理功能。

3．感应传导：经络有感应刺激、传导信息的作用

当人体的某一部位受到刺激时，这个刺激就可沿着经脉传入人体内有关脏腑，使其发生相应的生理或病理变化，而这些变化又可通过经络反映于体表。针刺中的"得气"就是经络感应、传导功能的具体体现。

4．调节脏腑器官的功能活动

经络能调节人体的功能活动，使之保持协调、平衡。当人体的某一脏器功能异常时，可运用针刺等治疗方法来进一步激发经络的调节功能，从而使功能异常的脏器恢复正常。

拔罐治疗病症的原理

中医学认为人体是一个有机的整体，它以五脏六腑为中心，四肢百骸通过经络系统的沟通联络，使得内外相通，表里相对应，彼此之间协调互用，并通过精、气、血、津液的作用，来实现生命体的活动。疾病是在各种致病因素（诸如外部因素：风、寒、暑、湿、燥、火等；内部因素：脏腑功能失调而致的痰饮、瘀血、食积等；内外因素：外伤、瘀血、肿痛等）的作用下，引起机体阴阳失衡，脏腑功能气血紊乱所致。当刺激机体的某个部位或某个区域发生变化时，全身就会引起相应的反应。拔罐疗法正是遵循这一中医理论，在中医的阴阳五行学说和脏腑经络学说等理论指导下，通过各种罐具和多种操作方法、穴位及配合疗法的不同，而具有活血气、调阴阳、疏经络、祛风湿和消肿止痛、温经散寒等多种疗效，从而使存在于体表、经络乃至脏腑中的各种致病因素祛除，使失调的脏腑功能得以恢复，最终使疾病痊愈。

拔罐和针灸一样是中国特有的治疗疾病的手段，它不像针灸那样对穴位定位要求十分准确，拔罐主要是点、线、面结合的问题，通过中医的寒、热、虚、实辨证，选择一些经络所过或经气聚集的部位来操作。

拔罐法运用各种罐具，排出其中的空气使之产生负压，将罐具吸附于皮肤表面，在负压和温热作用下，通过局部吸拔患者的皮肤，引起局部组织充血、毛细血管破裂出血或皮内轻微的瘀血，促使该处的经络通畅、气血旺盛，以刺激经络腧穴或拔毒排脓，从而达到相应治疗作用的一种常用的外治方法。该法有激发经气，调理气血，提高和调节人体免疫力的作用。

一、中医作用机制

1.平衡阴阳

中医认为："阴平阳秘，精神乃治。"维持和稳定阴阳动态平衡是正常人体自身固有的功能。这种自稳功能一旦丧失，就会出现阴阳偏盛偏衰的病理现象。机体阴阳平衡失调，是疾病发生的根本原因。拔罐疗法通过吸拔身体某一特定部位或穴位，能够改善和调整内脏的生理功能，使机体达到阴阳平衡状态。

2.扶正祛邪

中医认为："正气存内，邪不可干。"疾病的发生、发展过程，就是人体的正气与外邪相争的过程。在这个过程中，若正气盛，邪不得侵，则病退；若邪气旺，正不胜邪，则病进。拔罐疗法能激发经络之气，振奋衰弱的脏腑功能，提高机体的抗病能力，同时，通过吸拔作用，能吸排出风、寒、湿邪及瘀血，发挥扶正祛邪的作用。

3.疏经通络

中医认为："经脉者，所以决死生，处百病，调虚实，不可不通。"经络是人体气血运行的通路。它遍布全身，内属脏腑，外络肢节，沟通内外，贯穿上下，将人体内部脏腑与外部的组织器官联系成一个有机的整体，使人体各部分的功能保持相对的平衡与协调。当人体发生疾病时，经络气血功能失调，出现气滞血瘀、经络阻塞、不通则痛等病理改变。拔罐能激发和调整经气，疏通经络，并通过经络系统影响其所络属的脏腑、组织的功能，使百脉疏通，五脏安和，达到"通则不痛"的疗效。

4.调和气血

中医认为，气血是构成人体的基本物质，"内溉脏腑，外濡腠理"，是脏腑、经络、组织器官进行生理活动的基础，人体的一切组织都需要气血的供养和调节才能发挥功能。若气血失和，则五脏六腑、皮肉筋骨将失去濡养，以致脏腑组织的功能活动发生异常，而产生一系列的病理变化。拔罐疗法具有调和气血，促进气血运行的作用。刺络拔罐疗法能够活血祛瘀，通络止痛。

二、现代医学作用机制

现代医学研究中，国内外学者通过大量的临床观察，并借助现代科学技术手段进行深入研究后认为，拔罐疗法的治疗原理大致可归纳为以下几个方面。

1.机械作用

在拔罐时，由于罐内空气热胀，继之冷却，压力下降而形成负压（或用其他器具将罐内气体抽出而形成负压），具有相应的吸引力，从而使局部组织高度充血，产生刺激作用。

2.温热作用

拔罐疗法对局部皮肤有温热刺激作用，尤以火罐、水罐、药罐最为明显。温热刺激能使局部血管扩张，促进局部血液循环，改善充血状态，加强新陈代谢，使机体内的废物、毒素加速排出，改变局部组织的营养状态，增强血管壁的通透性，增强白细胞及网状细胞的吞噬活力，增强局部耐受性及机体抵抗力，从而达到促使疾病好转的目的。

3.调节作用

调节作用是建立在前两种作用基础上的。主要是对神经系统的调节作用和微循环的调节作用，提高新陈代谢。此外，拔罐后由于自身溶血现象，随即产生一种可以调节细胞反应的物质，它随体液周流全身，刺激各个器官，增强其功能活力，这样就有助于机体功能的恢复。

拔罐疗法对五脏六腑的作用

《灵枢·营卫生会》篇中说："人受气于谷，谷入于胃，以传于肺，五脏六腑，皆以受气，其清者为营，浊者为卫，营在脉中，卫在脉外……"

人体的五脏六腑、四肢百骸，无非是由九窍、皮肉和筋骨等器官组成，它们保持着协调统一，组成一个有机的整体，这种相互联系、有机配合是依靠经络系统的沟通才得以实现的。五脏六腑有着生化气血津液的作用，脾生血，肝藏血，肺主气，肾藏精，心主神志。十二经脉的经气，是受五脏六腑之气而产生的，是十二经脉经气的发生之所。而五脏六腑生化的气血津液，经十二经脉的运输、传送，涵养、温润着人体的各个器官，使组织细胞得到营养。五脏六腑是根本，十二经脉起联络和传输的作用。

覆盖在五脏六腑表面的皮肤部位是距离该脏腑较近的，称为五脏六腑的皮部。十二经脉分出的络脉浮于身体表面的部分是十二经皮部，由于络脉分了又分，相邻的络脉之间又紧密相连，才使得络脉之间相互顺利进行经气的传送。而五脏六腑的皮部与脏腑通过它们相互之间距离很近的络脉紧密联系，所以五脏六腑的皮部为我们治疗脏腑的疾病和通过脏腑医治经络病痛提供了很好的途径。

拔罐疗法根据十二经脉和五脏六腑皮部的作用，利用拔罐的吸拔作用在人体正常的生理作用下来治疗和拔除相对应经脉和五脏六腑的疾病。拔罐疗法主要是在各经脉通过五脏六腑皮肤表面的主要区域及经脉上各个腧穴的所在部位拔罐，依照五脏六腑在身体上的相应位置，在胸部和腰背部可以划分出肝区、胃区、肺区和肾区，通过这些五脏六腑的主要部位、十二经络的体表区域和经络中各个腧穴所在的部位来拔罐，可以将身体内经络中，以及五脏六腑的风寒、热毒、湿滞、痰阻、瘀血等病气和体内垃圾通过体表皮肤吸拔出来。拔罐作用于体表皮肤，依靠经络的传输使得脏腑功能加强，亦使得经络通畅，吞噬作用及搬运力量增强，气血可以渗透到全身的各个部位，使得病势得以减轻或消失，促进康复，因此才"通则不痛"。全身气血通畅无阻，增强全身抵抗力，达到治病、扶正固本的目的。

拔罐疗法对各个系统的作用

一、拔罐疗法对神经系统的作用

现代医学研究认为，拔罐疗法是一种利用负压产生机械刺激的作用，这种刺激可以通过皮肤和毛细血管的感受，经过传导神经纤维至大脑皮质，反射性地抑制和调节兴奋过程，使整个神经系统慢慢平衡。具有双向调节功能的拔罐疗法，针对人体病理特征来进行良性调节。当身体处于抑制状态时，拔罐可使其转为兴奋；当身体处于兴奋状态时，拔罐可使其转为抑制。

二、拔罐疗法对循环系统的作用

拔罐疗法对局部皮肤有着温热刺激作用，能使局部的浅层组织发生被动充血，扩张局部血管，促进局部的血液循环，加快新陈代谢。局部血液循环的改善，可以迅速带走局部堆积的炎性渗出物及致痛物质，消除肿胀和疼痛。

三、拔罐疗法对呼吸系统的作用

拔罐疗法对支气管分泌和纤毛运动能起到改善作用，同时能促进肺部血液循环，从而加速呼吸道炎症的消除。

四、拔罐疗法对消化系统的作用

拔罐疗法对消化系统的作用主要是通过影响消化酶、调节脏器的运动等途径而产生的，既可以治疗便秘，又可以治疗腹泻。吸拔腹部穴位能调整和加强胃液分泌功能，并能促进腹腔血液循环，从而增强消化和吸收功能。当胃肠蠕动亢进时，吸拔腹部和背部的脾俞、胃俞穴，可出现胃肠蠕动的抑制状态。

五、拔罐疗法对免疫系统的作用

拔罐疗法可以增强白细胞和网状内皮系统的吞噬功能，增强机体自身的抗病能力。背部膀胱经走罐，能明显提高正常人体红细胞免疫功能。在背部两侧强力拔罐后，前后对比白细胞的吞噬菌指数及血清补体效价，都明显提高。拔罐疗法由于有很强的负压吸吮力量，会使局部毛细血管破裂，局部瘀血，引起自身溶血现象，通过神经体液机制，刺激整个机体的功能，有效地调动免疫系统，对治疗过敏性疾病、免疫功能低下所造成的低热不退等，都有较好的疗效。

六、拔罐疗法对运动系统的作用

1. 缓解和消除肌肉痉挛

拔罐疗法通过肌肉牵张反射直接抑制肌肉痉挛，还能通过消除疼痛病灶而间接地解除肌肉痉挛。拔罐可通过刺激某一区域的神经，来调节相应部位的血管和肌肉的功能活动，反射性地解除血管平滑肌的痉挛，以获得比较明显的止痛效果。

2. 促进水肿、血肿的吸收

拔罐疗法具有良好的活血化瘀作用，能加快静脉回流，有利于水肿、血肿的吸收。

3. 消炎镇痛

拔罐疗法有明显缓解疼痛的作用，能够促进炎症介质的分解、排泄，消除无菌性炎症，达到镇痛作用，特别以刺络拔罐法的止痛效果最为突出。因刺络拔罐法，可以吸出局部的瘀血，使局部气血通畅，疼痛自然缓解。

拔罐疗法适应证和禁忌证

一、适应证

拔罐疗法因其操作简单方便、经济，患者无痛苦，疗效显著，适用范围广泛，而在民间深受广大患者的欢迎。下列各科诸多疾病均可进行拔罐治疗，而且见效快，疗效显著。

1. 内科疾病

感冒、咳嗽、肺痈、哮喘、心悸、不寐、多寐、健忘、百合病、胃脘痛、呕吐、反胃、呃逆、痞满、泄泻、便秘、腹痛、胃下垂、饮证、痿证、眩晕、胁痛、郁证、水肿、淋证、癃闭、遗尿、遗精、阳痿、男性不育、阳强、风温、暑湿、秋燥。

2. 外科疾病

红丝疔、丹毒、有头疽、疖病、乳痈、脱肛、急性阑尾炎、急性胆绞痛、急性胰腺炎、急性输尿管结石。

3. 骨科疾病

落枕、颈椎病、腰椎间盘突出症、腰椎管狭窄症、腰肌劳损、急性腰扭伤、肩关节周围炎、颈肩纤维织炎、肱骨外上髁炎、坐骨神经痛、股外侧皮神经炎、肋软骨炎、肋间神经痛、类风湿性骨关节炎等。

4. 妇科疾病

经行先期、经行后期、经行先后无定期、月经过多、月经过少、闭经、痛经、白带、黄带、赤带、妊娠呕吐、产后缺乳、产后腹痛、人工流产综合征、脏躁、阴挺、阴吹、阴痒、不孕症、产后大便困难、产后发热等。

5. 儿科疾病

小儿发热、小儿呕吐、小儿泄泻、小儿厌食、小儿夜啼、小儿遗尿、百日咳、腮腺炎等。

6. 皮肤科疾病

缠腰火丹、银屑病、牛皮癣、斑秃、湿疹、瘾疹、风瘙痒、漆疮、疥疮、蛇皮癣、皮痹、白癜风等。

7. 五官科疾病

针眼、睑弦赤烂、流泪症、沙眼、目痒、目赤肿痛、目翳、远视、近视、视神经萎缩、鼻塞、鼻渊、鼻衄、咽喉肿痛、乳蛾、口疮、牙痛、下颌关节紊乱症。

8. 保健和美容功效

拔罐疗法可以用于消除疲劳、恢复体力、养颜美容等。

二、禁忌证

为了避免不必要的医疗事故发生，或者延误患者的治疗，以下病症应当禁用或慎用拔罐疗法。

（1）高热、抽搐和痉挛发作者不宜拔罐。对于癫痫患者则应在间歇期使用。

（2）有出血倾向的患者慎用，更不宜刺络拔罐，以免引起大出血。

（3）有严重肺气肿的患者，背部及胸部不宜负压吸拔。心力衰竭或体质虚弱者，不宜用拔罐治疗。

（4）骨折患者在未完全愈合前不可拔罐，以避免影响骨折对位及愈合。急性关节扭伤者，如韧带已发生断裂，不可拔罐。

（5）皮肤有溃疡、破裂处，不宜拔罐。在疮疡部位脓未成熟的红、肿、热、痛期，不宜在病灶拔罐。面部疖肿禁忌拔罐，以免造成严重后果。局部原因不明的肿块，亦不可随便拔罐。

（6）孕妇的腰骶及腹部不宜拔罐。

（7）恶性肿瘤患者不宜拔罐。

（8）过饥、醉酒、过饱、过度疲劳者均不宜拔罐。

（9）精神失常、精神病发作期、狂躁不安、破伤风、狂犬病等不能配合的患者不宜拔罐。

（10）常有自发性出血和损伤后出血不止的患者，不宜使用拔罐法。

（11）所有患有心脏病、血液病、皮肤病、传染病、过度疲劳的人，以及在生理期的女性，都应慎用或禁用拔罐疗法。

（12）有血友病、白血病、恶性贫血或血小板减少等血液性疾病的患者，绝对禁止拔罐。

常见特效拔罐穴位

内关穴：调节诸病的关键要穴

内关穴最早见于《黄帝内经·灵枢·经脉》，它所属的这条经络叫心包经，通于阴维脉，是八脉交会穴之一。内关为手厥阴心包经的一个重要穴位。内，内部也；关，关卡也，故而得名。古籍的经络学说早就把心脏病和心包经的内关穴联系起来，《灵枢·经脉》篇说："手心主之别，名曰内关，心系实则心痛。"《百症赋》称，建里、内关扫尽胸中之苦闷。内关穴位于手厥阴心包经上，在手臂掌侧，腕横纹上两寸，取穴时手握虚拳向上平放，另一手示、中、环三指以腕横纹中点为准并齐，示指点按的地方就是内关穴。

一、治疗机制及功效

内关穴防治疾病范围甚广，是多功能、高效用、使用范围广的重要腧穴。

它能宽胸、降逆、止呕，有宁心安神、理气和胃、疏经活络等作用。内关穴沟通诸多经脉，可以维持体内阴阳气血的平衡，因此对缓解胃痛、呕吐、头晕、哮喘各症有显著效果。内关穴特别擅长治疗内脏疾病，尤其是对治疗心血管疾病有很好的效果。如心律失常、心绞痛、高血压等。

内关穴可以疏通经络治疗心包经及前臂诸疾。心主血脉，又主神明，心包与心本同一体，其气相通；心包为心之外膜、络为膜外气血通行的道路，心包络是心脏所主的经脉，心不受邪，由心包代心受邪而为病，凡邪犯心包影响心脏的神志病和气滞脉中及心络瘀阻所致的病证，皆取本穴。情志失和、气机阻滞而致肺气上逆，胃气上逆，以及气滞经络、气滞血瘀等病证，亦属本穴主治范围。内关通于阴维脉，阴维脉出现问题就会引起内脏发病，而阴维脉联系足太阴、足少阴、足厥阴经并会于任脉，还与阳明经相合，以上经脉都循行于胸脘胁腹，故内关穴又善治胸痛、胁痛、胃痛、心痛、结胸、反胃、胸脘满闷、胁下支满、腹中结块及疟疾等。心脏病的发病原因是心包经和心经这两条主要的经络不活跃，不通畅。那么，激活内关穴以后，就能使它活跃了，能够防病、治病。另外，因为这条经脉直接与胸腔的肺腑和心脏相通，所以对治疗肺脏的疾病有特效。

二、主治疾病

内关穴对治疗消化系统疾病，如呕吐（尤以神经性呕吐）有良效。内关拔罐对胃肠疾病，如急慢性胃炎、肠炎、胃溃疡、急性肠梗阻均有效。

内关穴有和胃降逆、宽胸理气之功：气随经络至膈肌，可解除膈肌痉挛，宽胸顺气以达治疗呃逆的目的。这也是内关穴治打嗝灵验的奥秘所在。按照中医的理论来说，由于心包经起于胸中，下行穿过横膈与三焦联络。另一支脉从胸内部走向肋间体表，自胸部上肩沿手臂内侧向下，走在手臂的中央，通过手掌直达中指的指端。所以，手臂内侧的疾病，如手心热、肘臂疼痛、拘挛、腋下肿、乳腺疾病等，通过内关穴都能得到治疗。

内关穴治疗神经系统疾病：神经衰弱、失眠、癔症、癫狂、痫证、中风及其后遗症，以及疟疾、急性咽炎、落枕、手指麻木、昏厥抽搐、青霉素过敏休克、肋间神经痛、痛经、围绝经期综合征等。

内关穴对循环系统疾病的效果。治冠心病及心绞痛。当心绞痛发作时，对双内关穴较强刺激，可使心绞痛很快缓解。治心律失常：内关穴对心动过速、心动过缓及心律不齐均有良效。内关穴治高血压病及对高脂血症患者均有一定效果。

内关穴对呼吸系统的哮喘急性发作效果良好。

内关穴还可以预防或治疗以下疾病：头痛、口干、咽痛、发热、牙痛、颈椎病、腰部疼痛、肩周炎、鼻衄、中风等。

足三里：人的长寿穴位

足三里是人体保健穴位之一，是一个能防治多种疾病、强身健体的重要穴位。古人称之为"长寿穴"。足三里穴位于外膝眼下四横指、胫骨边缘。左腿用右手、右腿用左手以示指第二关节沿胫骨上移，到有突出的斜面骨头阻挡为止，指尖处就是足三里穴。足三里，"里"通"理"，就是管理、调理的意思。足三里可以写作"足三理"，意思是，可以通过这个穴对身体进行多种多样的调理。"三理"就是理上、理中、理下。胃处在肚腹的上部，胃胀、胃脘疼痛的时候要"理上"；腹部正中出现不适，就需要"理中"，小腹在肚腹的下部，小腹疼痛，叫"理下"。《四总穴歌》中说："肚腹三里留。"意思是说，凡是肚子、腹部的病痛，都可以通过足三里穴来摆平。其具有气血双补的功能，能够提高人体的免疫力，所以从古代足三里就被作为保健的要穴来使用。

一、治疗机制及功效

足三里所在的足阳明胃经是多气多血之脉，循行从头到足，纵贯全身，主要分布于头面、胸腹及下肢外侧的前缘。经常在足三里穴拔罐，就可起到保健作用。

足三里能增强体质、缓解疲劳、强壮神经、延缓衰老，它对防治结核病、高血压、低血压、冠心病、心绞痛、动脉硬化、脑溢血后遗症及伤风感冒等疾病都有作用。

足三里是胃经的穴位，能防治肠胃病。中医有"肚腹收于三里"的说法。该穴对腹部疾病，如胃肠虚弱、食欲减退、胃肠功能低下、羸瘦、肠鸣、腹泻、腹膜炎、便秘、消化吸收不良、急慢性胃炎、口腔及消化道溃疡、胰腺炎、急慢性肠炎、腹水膨胀、痢疾、胃下垂、肠梗阻等都有很好的效果。同时研究证明，足三里对胃肠功能具有双向调整的作用，胃肠功能亢进者可以降低，胃肠功能低下者可以兴奋，所以无论是便秘、腹泻，还是胃痛、腹胀、消化不良、食欲亢进等症，足三里都是首选穴位，都有很好的治疗作用。

足三里可以加强腿脚的力量，有健步的作用。对于四肢肿胀、大腿及膝盖酸痛、倦怠、软弱无力，以及胫神经痛、坐骨神经痛、风湿麻痹、末梢神经炎等症状有治疗作用。

足三里有补益肾气的作用。对于腰痛、耳鸣、眩晕、尿频、遗尿、遗精、阳痿、早泄、小便不通、哮喘等也有疗效。

足三里对大脑皮质功能也有调节的作用，对心血管功能，胃肠蠕动和内分泌功能都有良性的促进作用。

其他各种慢性病，如视力减退、耳病、过敏性疾病及头痛、贫血、神经衰弱、失眠、半身不遂等，都可取足三里穴治疗。

二、主治疾病

1. 五官科系统

足三里可治疗口腔疾病、眼病、耳聋、耳鸣。

2. 呼吸系统

足三里可治疗支气管哮喘、支气管炎。

3. 消化系统

足三里可治疗胃下垂、胃痉挛、急慢性胃肠炎、胃及十二指肠溃疡、肠炎、痢疾、急慢性胰腺炎、阑尾炎、肠梗阻、肝炎、消化不良、小儿厌食。需辅助胃镜检查。

4. 循环系统

高血压、心绞痛、冠心病、糖尿病、风湿病、贫血。

5. 泌尿生殖系统

遗尿、遗精、阳痿、肾炎、膀胱炎。

6. 妇产科系统

功能性子宫出血、盆腔炎、月经不调。

7. 神经系统

神经衰弱、失眠、头痛、面神经麻痹、小儿麻痹、脑血管疾病、癫痫。

合谷穴：无所不能的综合医疗师

合谷俗称"虎口"。是因为其位置在拇指和示指的虎口间，拇指、示指像两座山，虎口似一山谷，合谷穴在其中而得此名。合，汇也，聚也；谷，两山之间的空隙也。合谷意指大肠经气血汇聚于此。合谷是手阳明大肠经的原穴；在身体皮肤表面的数百个腧穴中，合谷穴的治疗范围最为广泛，具有全身性的治疗作用，历代医家对它都很重视。合谷穴位于手背第一、二掌骨之间，第二掌骨的中点、桡侧边缘中间凹陷处。取穴时，将一只手的拇指和示指分开，展露虎口。用另一只手的拇指第一个关节横纹正对另一只手虎口边缘，拇指弯曲并按下，指尖所指处为合谷穴。它是人体手阳明大肠经上的重要穴位之一，手阳明大肠经从手出发，沿手臂外侧，一直到头面部。故古时中医《四总穴歌》里有"面口合谷收"之歌。

一、治疗机制及功效

合谷穴属阳主表，是大肠经之原穴。可以宣泄气中之热，升降清浊之气，疏风散表，宣通气血。

合谷穴具有祛风解毒，通经活络，清热解表，镇痛开窍的功效。经常拔罐可以治疗面部疾病、牙痛，减少口腔疾病的发生。特别是对保护牙齿健康有明显的作用。也能保持大便通畅，有利于排出毒物、废物，起到养颜、抗衰老的作用。同时，对于青春痘、赘疣、三叉神经痛、眼睛疲劳、咽喉痛、耳鸣、打嗝等都有显著疗效。它是止痛的特效穴。所有头面部的疼痛合谷穴都能发挥莫大的效果，在我国古代拔牙时都在此穴针灸以为麻醉之用。

由于合谷穴与整个头部组织有关，所以对于发生在头部、颜面部、上肢，以及其他部位的不适与疾病都有一定的疗效。在此处拔罐可使颜面变得光滑、细嫩，并且有预防面部皱纹的功效。

二、主治疾病

轻微感冒、口眼㖞斜、面瘫、脖子痛、咽喉痛、痰阻塞、眼疲劳、角膜白翳、黑眼圈、肿痛、牙关紧闭、扁桃腺炎、多汗、无汗、虚脱、热病、风疹、衄血、经闭、滞产等。另外，对于如发热、口干、关节炎、颈椎病、肩周炎、网球肘等，都有较好的治疗效果。患有慢性头痛的人，感到疲倦时，不妨做做合谷穴的按摩，就会使头痛的症状得到缓解或消除。

太冲穴：保护健康之大穴

太冲穴位于足背侧，第一、二跖骨结合部之前凹陷处。太冲穴为人体足厥阴肝经上的重要穴位之一，也是保健的重要穴位之一，是可以与足三里穴、涌泉穴媲美的养生大穴。太冲穴是肝经的原穴，原穴的含义有发源、原动力的意思，也就是说，肝脏所表现的个性和功能都可以从太冲穴找到形质。阴经以俞代原，而《黄帝内经》上说了，"夏治经俞"，夏天要"使志无怒"（因为"怒伤肝"，会影响心的功能）。太冲穴是肝经的一个总开关，总开关打开了，肝经的气血就会很旺盛。可补可泻是太冲穴的功能。太冲穴是一个双向调节穴，是人体的消气穴。我们知道，足三里穴是人体养生保健大穴，这个保健大穴发挥作用的基础是什么呢？就是首先要把身体里面的脏东西、身体内的浊气排出去，这样才能把好的东西补进来；直接补，结果可想而知，是补不进去的。要想清洁血液，把体内的毒素排干净，太冲穴就可以很好地解决这个问题，因为太冲穴是肝的原穴，是太冲穴把体内的脏东西排出体外，它是人身体的排毒工厂。

在寻找太冲穴时，可采用正坐或仰卧的姿势，以手指沿踇趾、次趾夹缝向上移压，压到能感觉到动脉的应手，即是此穴。

一、治疗机制及功效

太冲穴是"木克土"，能调和肝脾。肝若理好了，就可"木生火"，正常为心脏供血；脾胃调适，则生血运血。虚寒怕冷、四肢不温于是得以解除。此穴种种神通，多缘于此。"肝开窍于目"，眼睛的问题主要由肝来决定，肝血不足，眼睛就会酸涩，视物不清。如肝火太旺，眼睛就胀痛发红。夜晚睡觉总做噩梦，半夜三更便会醒来，再难入睡。太冲穴适合爱生闷气、有泪往肚子里咽的人群，还有那些郁闷、焦虑、忧愁难解的人。因为脾气大，爱生气，最易引起脾胃受伤，"气有余便是火"，这火因为没有正常的通路可发只能停滞在脏腑之间，形成浊气；这种气停而不走，阻碍气血正常运行，使血液循环减缓，很容易在体内郁结成块，甚至形成肿瘤。这种火上到头就会头痛，冲到四肢便成风湿，进入胃肠则成溃疡，按西医说就是胃或是十二指肠溃疡。"肝主筋，易生内风"，卒中后遗症的患者都是手脚痉挛，就是筋都抽到一起来，这就证明肝已经受伤了。太冲穴对治疗中风、头痛有特效。

另外，肝为肾之子，肝的毛病会拖累肾，一些肾阴虚的症状也可在调理肝之后得到缓和。所以要让太冲穴来帮我们解决这些众多的问题。它可以在人发热的时候帮你发汗，可以在人们感到紧张的时候帮你舒缓，可以在你昏厥的时候将你唤醒，可以在你抽搐的时候帮你解痉。多刺激太冲穴，可以促进肝脏的供血，对情绪压抑有疏泄作用。上火，太冲能祛热；身体虚寒，太冲可以增温；月经不调，太冲可以调理；阳痿、遗精，太冲可以改善。

二、主治疾病

太冲穴对以下疾病有着显著的疗效。

1. 神经系统疾病

高血压，头痛眩晕，失眠多梦。

2. 泌尿生殖系统疾病

月经不调，功能性子宫出血，子宫收缩不全，遗尿，癃闭，淋病，阴缩，泌尿系统感染。

3. 消化系统疾病

腹痛腹胀，呕逆纳差，遗尿、大便困难或溏泄。

4. 五官科疾病

目赤肿痛，喉痹。

5. 心血管系统疾病

心绞痛，胸胁胀痛。

6. 外科疾病

疝气，乳痈，肠炎，颈淋巴结核。

7. 其他疾病

肝炎，血小板减少症，四肢关节疼痛，肋间神经痛，膝股内侧痛，下肢痉挛痿痹，足跗肿，各种昏迷。

在太冲穴上拔罐还可以降血压，并具有增强性功能、调整情绪、清利头目的作用，能使人保持旺盛的精力和舒畅的情绪。

涌泉穴：灌溉人体的第一源泉

涌泉，意思是外涌而出的泉水。该穴名意指体内肾经的经水由此向外涌而出于体表。我国现存最早的医学著作《黄帝内经》中说："肾出于涌泉，涌泉者足心也。"是说：肾经之气犹如源泉之水，来源于足下，涌出灌溉周身四肢各处。涌泉穴是足少阴经上的穴位，位于人体最下部足掌心处，为全身腧穴的最下部，它联通肾经的体内体表经脉，是肾经的首穴。涌泉穴亦被称为"长寿穴"， 中医认为，肾在人体是一个极其重要而又包含多种功能的脏器，内藏元阴、元阳(肾之阴阳的别称)，为水火之宅，是先天之本、生命之根。取穴时，可采用正坐或仰卧、跷足的姿势，涌泉穴位于足前部凹陷处第二、三趾趾缝纹头端与足跟连线的前1/3处。

因体内湿毒之邪也容易积聚于此，不易排出，会阻塞经气，或随经气传至体内其他部位，造成许多疾病。涌泉穴拔罐可以排出体内的湿毒浊气，疏通足少阴肾经之经气，使肾气旺盛，人体精力充沛，齿固发黑，耳聪目明，延缓衰老。所以，涌泉穴在人体养生、防病、治病、保健等各个方面都有着极为重要的作用。

一、治疗机制及功效

人类的脚底部含有丰富的末梢神经网，以及毛细血管、毛细淋巴管等器官，它与人体各个系统、组织、器官有着密切的联系。通过对涌泉穴的刺激可以加强它们之间的相互联系，有效地改善局部毛细血管、毛细淋巴管的通透性和有节律的运动性，从而促进了血液、淋巴液在体内的循环，调整人体的代谢过程。

涌泉穴具有益精补肾、滋养五脏六腑的作用，能活跃肾经内气、固本培元、延年益寿。

刺激涌泉穴可以达到对肾、肾经及全身进行由下到上的整体性调节和整体性治疗的目的。有句俗话说得好："若要老人安，涌泉常温暖。"常在涌泉穴拔罐可以使老人精力旺盛、体质增强，增强防病能力；可以促进人体内的气血循环，调整人体的代谢过程；而且还能刺激大脑皮质，使人感到轻松舒适。刺激涌泉穴能让人肾精充足、百病不生。

二、主治疾病

此穴位的主治疾病有神经衰弱、精神分裂症、三叉神经痛、精力减退、倦怠无力、经行吐衄、妇科病、失眠、嗜睡症、高血压、眩晕、焦躁、糖尿病、过敏性鼻炎、慢性咽炎、急性扁桃体炎、病毒性结膜炎、小儿流涎、小儿腹泻、围绝经期综合征、怕冷畏寒、阳痿、遗精、前列腺肥大、阴茎异常勃起、附睾肿大、肾脏病等。治疗脑出血后的复原、膀胱炎、白发等50余种疾病，都有很好的效果。

三阴交：健脾益气、补肝滋肾的要穴

本穴是足三阴经交会处，故名三阴交（又名承命，下之三里，太阴）。在小腿内侧，当足内踝尖上3寸，胫骨内侧缘后方；正坐屈膝成直角取穴。三阴交为足太阴脾经、足少阴肾经、足厥阴肝经交会之穴，三阴交最终归属于脾经。只有"足三阴经"（脾经、肝经、肾经）才交汇在三阴交穴。肝藏血，脾统血，肾藏精，精血同源。肾为先天之本，脾为后天之本，先天之精有赖于后天的滋养，后天之精有赖于先天的促动。经常进行三阴交拔罐可调理肝、脾、肾三阴经之穴气，可补肾阴，补肝阴，能治疗眼睛易疲劳，易上火的症状。使先天之精旺盛，后天之精充足，从而达到健康长寿的目的。

一、治疗机制及功效

三阴交是智能调节的重要穴位。特别是女性常刺激三阴交穴位，可健脾益血，调肝补肾，有安神、促进睡眠的效果；有助于维持年轻，延缓衰老，推迟围绝经期；可以保持血压稳定。其治疗机制与功效列举如下。

（1）人体的任脉主管人体全身之血，督脉主管人体全身之气，冲脉是所有经脉的主管。每天下午5～7时，肾经当令之时，每条腿的三阴交穴各拔罐15分钟左右，能保养子宫和卵巢，促进任脉、督脉、冲脉的畅通。女性朋友只要气血畅通，就会面色红润白里透红，睡眠踏实，皮肤和肌肉不垮不松。

（2）三阴交穴位是脾经的大补穴。经常伤害脾，脸上及全身肌肉都会更快地松弛，老态骤然显现。三焦经在晚上9时左右当令，此时刺激左右腿的三阴交穴健脾，可紧致脸部及全身肌肉，使之不下垂、松弛。它也能补气补血，提升女人的性欲，让女人逃离性冷淡，重温浪漫人生。每天下午5～7时，肾经当令之时，提升性欲的效果最好。当然要坚持才有效果。

（3）调月经、祛斑、祛皱、祛痘。三阴交穴位是脾、肝、肾三条经络相交汇的穴位。女人只要气血足，那些月经先期、月经后期、月经先后无定期、不来月经等统称为月经不调的疾病都会消失。而女人脸上长斑、痘、皱纹，其实都与月经不调有关。要坚持才有效果。

（4）皮肤之所以过敏、长湿疹、荨麻疹、皮炎等，都是体内的湿气、浊气、毒素在捣乱。脾最大的功能之一是能够把人体内的水湿浊毒运化出去。此穴可以治疗肌肤过敏，湿疹，荨麻疹，皮炎。排除了湿毒之气，皮肤就能恢复光洁细腻、干净无瑕了。

二、主治疾病

脾胃虚弱，消化不良，腹痛，肠鸣，腹胀腹泻，便溏，白带过多，崩漏，带下，阴挺，经闭，不孕，难产，子宫下垂，遗精，阳痿，遗尿，小便不利，脚气，疝气，足痿，瘾疹，失眠，神经衰弱，荨麻疹，全身水肿，下眼睑水肿，神经性皮炎。

后溪穴：让肩背更健康的要穴

后溪穴最早见于《黄帝内经·灵枢·本输》篇。后，后方；溪，溪谷，《素问·气穴论》："肉之小会为溪。"穴居小指本节后赤白肉际处，故名后溪穴。为手太阳小肠经的输穴，又为八脉交会之一，通于督脉小肠经。别名后谷。督脉主一身阳气，阳气旺，则全身旺。道家医学里是非常注重后溪穴的。它可以直接通到督脉上去，属于八脉交会穴里面很重要的一个穴位，是统治一切颈肩腰椎病的神奇大穴。找后溪穴的位置只要将手握成拳，小指关节后的远侧掌横纹头赤白肉际处即是（即将手握拳，掌小手指关节根部横纹的尽头就是该穴）。

一、治疗机制及功效

发育中的孩子以及长期伏案工作的人们，在电脑前或办公桌前长期保持同一姿势伏案学习或工作的时候，受影响最大的是腹部气血的流动，上体前倾，造成颈椎紧张，背部气机不畅、经脉阻滞，因此首先是压抑督脉，督脉总管身体的阳气，而小肠又大多在腹部正中位置。手太阳小肠经上的后溪穴通督脉，督脉循行于后背正中，所以压抑了督脉也就是压抑了全身的阳气，阳气不足，人就会未老先衰。刺激左右手上的后溪穴，治疗久坐后产生的肩背酸痛会立竿见影。后溪穴可振奋全身的阳气，阳气足就会像熊熊燃烧的火炉一样温暖我们的身体，暖彻心扉。对小肠经有温热作用，对腿疼有很好的治疗功效，这也是中医的治根之法。

后溪穴能醒神开窍、通督脉、固表汗、泻心火、壮阳气、调颈椎、利眼目、正脊柱；有清热疏经利窍、宁神之功；可预防驼背及颈椎、腰部、腿部疼痛，也有保护视力、缓解疲劳、补精益气的功效。它可以调整长期伏案或在电脑前学习和工作对身体带来的一切不利影响，只要坚持，效果非常明显，百用百灵。

二、主治疾病

颈颔肿、急性腰扭伤、腰椎间盘突出、落枕、头项强痛、鼻衄、眦烂、目翳、痂疥、耳聋、耳鸣、手足拘挛、中风不语、精神分裂症、心痛烦满、盗汗、黄疸、热病汗不出、癔症、癫狂、痫证、小便赤黄、目赤痛、角膜炎等。

阳陵泉：调血通络解腹胀

阳陵泉，阳，阳气也；陵，土堆也；泉，源源不断也。古人根据它所在部位而命名，胆属阳经，膝外侧属阳，腓骨小头部似陵，陵前下方凹陷处经气像流水入合深似泉，故名"阳陵泉"。又名筋会、阳陵、阳之陵泉；是足少阳之脉所入为合的合上穴，为筋之会穴。 历代针灸医家将之列为要穴。亦与其主治有关，如《灵枢·邪气藏府病形》篇："胆病者，善太息，口苦，呕宿汁，心下澹澹，恐人将捕之，嗌中吤吤然数唾，在足少阳之本末，亦视其脉三陷下者炙之，其寒热者，取阳陵泉。"

阳陵泉的位置在小腿外侧，腓骨小头前下方凹陷处。《灵枢·本输》篇："伸而得之。"意思是让患者将下肢伸直，然后取穴。对于老年人、儿童、体质虚弱者宜采用仰卧位或侧卧位取穴，仰卧时下肢微屈，在腓骨小头前下凹陷中取之。

一、治疗机制及功效

医学古籍《杂病穴法歌》载有："胁痛只须阳陵泉。"《灵枢·五邪》篇有"邪在肝，则两胁中痛" 的记载。因此肝与胆相表里，肝脉布胁肋，胆脉循胁里，阳陵泉有疏筋脉、清胆热、祛腿膝风邪、疏经络湿滞、降浊除湿之功，此穴既能治疗胆腑病症，又治筋病。阳陵泉为胆经合穴，"合穴治腑"，因此胆的疾患不论哪种都可找它；"木克土"调和肝脾，"为调节肝脾功能之枢纽"。阳陵泉乃"筋之会穴" "凡与人体的筋有关的病症，皆可通过刺激阳陵泉来改善"。"肝主筋"， 《素问·生气通天论》中认为可以通过调理筋来修复肝。

1．瘀血胁痛

瘀血胁痛者取泻阳陵泉外，可辅以血会膈俞、配三阴交以活血。跌仆损伤者，尚可取阿是穴。诸穴相伍有通经活络，行血祛瘀之功。

2．肝郁胁痛

肝郁胁痛者取泻阳陵泉通调气机外，尚辅肝之原穴太冲及肝之募穴期门，以疏肝理气。诸穴相任共奏疏肝解郁、通络止痛之功。

3．湿热胁痛

湿热胁痛者多与今之胆囊炎有关。阳陵泉、支沟泻之能和解少阳而清热化湿。辅用其他腧穴共达清热化湿、疏肝利胆之效。

二、主治疾病

本穴治疗本经经脉循行通路上的下肢、髀枢、胁肋、颈项病，以及肝胆火旺，循经上扰的眼、耳、头部病变。

1．运动系统疾病

膝关节炎及周围软组织疾病，下肢瘫痪，关节筋迟缓或痉挛肿痛、抽筋，坐骨神经痛，踝扭伤，肩关节周围炎，落枕，脚麻痹、腰腿疲劳、腰痛、腰扭伤，臀部肌内注射后疼痛。

2．消化系统疾病

肝炎，胆结石，胆绞痛，胆道蛔虫症，习惯性便秘。

3．其他

高血压病，肋间神经痛、偏头痛、胸痛、胆囊炎、消化不良、偏瘫麻痹、胃溃疡、高血压、遗尿、小儿舞蹈症等。

日常保健拔罐方法

一、小儿保健拔罐

小儿脏腑娇嫩，机体功能脆弱，抗病能力较低，如果养护不当，易患伤风感冒、咳嗽、哮喘、肺炎、支气管炎等呼吸系统疾病；儿童肠胃脆弱，脾胃运化功能尚未健全，易为饮食所伤，引起脾胃运化功能紊乱，出现消化不良、腹胀、腹痛、积滞、疳积、便秘、腹泻等消化系统的疾病。儿童的这些常见病、多发病，可采用保健拔罐疗法进行预防和保健。取穴如下。

1.取穴

（1）呼吸系统保健：大椎、风门、身柱、肺俞、灵台、心俞、定喘。

（2）消化系统保健：神阙、中脘、天枢、脾俞、胃俞、足三里。

2.拔罐方法

单纯拔罐法。根据保健的侧重点，每次选用3～4个穴位。用抽气罐或火罐吸拔在各穴上，留罐5～10分钟。每日1次，10次为1个疗程。待小儿体质强健后改为每周1次的定期保健拔罐，长期坚持，成效显著。

二、青壮年保健拔罐

青壮年时期应是机体发育成熟、筋骨强健、气血旺盛、精力充沛的时期，然而，在青壮年人群中有不少先天不足或后天失养者，男子出现阳痿、早泄、不育，女子出现月经不调、不孕等病症；有些因房事不节、滥耗精髓，或因手淫频繁、生育过多出现气血双亏；有些因工作劳累、思虑过度、营养失调、养生无方，造成肝肾亏损，过早衰老。凡此症状皆可用保健拔罐疗法进行调理和改善。

1.取穴

（1）生殖系统保健：肾俞、关元、气海、命门、八髎、秩边。

（2）消化系统保健：神阙、中脘、下脘、脾俞、足三里。

（3）循环系统保健：身柱、膻中、曲池、内关、阳陵泉、足三里、三阴交。

（4）呼吸系统保健：大椎、风门、肺俞、尺泽、孔最。

（5）月经失调保健：归来、血海、三阴交、气海、肝俞、胃俞。

2.拔罐方法

单纯拔罐法。根据保健的侧重点，每次选用3～4个穴位。用抽气罐或火罐吸拔在穴位上，留罐15～20分钟。每日1次，10次为1个疗程，2个疗程间隔5日。

三、中老年人保健拔罐

健康的中老年人共同的生理特征是：形体健壮、双目有神、声音洪亮、牙齿紧固、肢体灵活、身躯挺直、须发乌亮、二便畅通及耳聪目明等。但是每个人的体质及健康状况不同，其衰老期也有差别。然而，通过保健拔罐可使中老年人保持机体内环境的平衡和稳定，再配合饮食的调节，情绪的调适，加强锻炼，劳逸结合，无病早防，有病早治，即便到了衰老期，仍可保持身体健壮，思维敏捷，耳聪目明。

1.取穴

（1）预防高血压：曲池、足三里、风池、风府。

（2）预防糖尿病：肾俞、关元、阳池、脾俞、胰俞。

（3）益气固精补肾：气海、关元、三阴交。

（4）强身健体防病：肺俞、风门、大椎。

2.拔罐方法

单纯拔罐法。上述4组穴位，每次选用1组，4组交替使用。用抽气罐或火罐吸拔在穴位上，留罐15～20分钟。每日1次或隔日1次，长期坚持，保健作用良好。

常见病症拔罐疗法

感冒

感冒是一种以头痛、鼻塞、流涕、打喷嚏、恶风寒、发热、脉浮等为主要临床表现的病症。全年均可发病，但以冬、春季节为多。

◎ **致病因素**

感冒是由呼吸道病毒引起的。普通感冒是由多种病毒引起的常见病，流行性感冒是由流感病毒引起的急性呼吸道传染病。

◎ **症状分类**

因外感病邪不同，中医上将感冒分为风寒感冒、风热感冒和暑湿感冒3种。

（1）风寒感冒：以恶寒重、发热轻、头痛、无汗、流清涕、痰稀白、口不渴、舌苔薄白为主要症状。

（2）风热感冒：以恶寒轻、发热重、头痛、有汗、流浊涕、痰黄稠、口渴、舌苔薄黄为主要症状。

（3）暑湿感冒：多见于夏季，以发热、汗出热不解、鼻塞、流浊涕、头昏、头痛、头胀、身重倦怠、心烦口渴、胸闷欲呕、尿短赤、舌苔黄腻为主要症状。

◎ **拔罐方法**

（1）风寒感冒：采用走罐法。走罐处涂以姜汁作润滑剂，来回走罐以皮肤呈紫红色为度，最后将罐留在大椎、肺俞上20分钟。也可采用排罐法，留罐20分钟，每日1次，病愈即止。

（2）风热感冒：单纯拔罐法。用闪火法将罐具吸拔在穴位上，留罐15～20分钟。每日1次，病愈即止。

（3）暑湿感冒：采用刺络拔罐法。留罐15～20分钟，每日1次，5次为1个疗程。

◎ **注意事项**

感到浑身发冷的时候用手掌使劲搓后颈，每只手100下，可以使身体发汗，避免冷气侵入机体后感冒。

◎ **取穴定位**

（1）风寒感冒：大椎、背部膀胱经穴。

（2）风热感冒：大椎、合谷、曲池、尺泽。

（3）暑湿感冒：肺俞、至阳、阴陵泉、足三里、曲泽、委中。

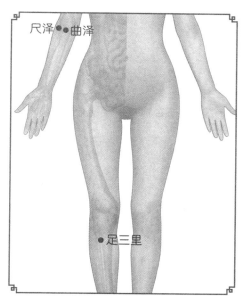

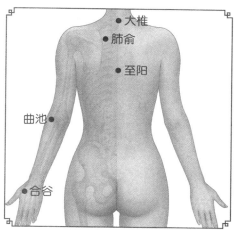

大椎

后正中线上，在第七颈椎棘突下凹陷中。

合谷

在手背，第一、二掌骨间，当第二掌骨中点桡侧。

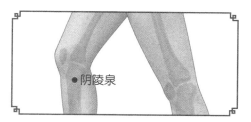

曲池

屈肘成直角，在肘横纹桡侧端与肱骨外上髁连线中点处。

尺泽

在肘横纹中，肱二头肌腱桡侧凹陷处。

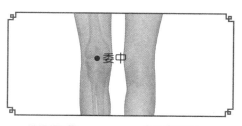

肺俞

在第三胸椎棘突下，旁开1.5寸处。

至阳

后正中线上，在第七胸椎棘突下凹陷中。

曲泽

在肘横纹中，当肱二头肌腱尺侧缘。

委中

在腘横纹中点，当股二头肌肌腱与半腱肌肌腱的中间。

阴陵泉

在小腿内侧，当胫骨内侧髁下缘凹陷中。

足三里

在小腿前外侧，当犊鼻下3寸，距胫骨前缘1横指处。

支气管炎

咳、咳痰或伴有喘息及反复发作为特征的病症。

支气管炎是指气管、支气管黏膜及其周围组织的非特异性炎症，以长期咳

◎ **致病因素**

支气管炎多数都是由细菌或病毒感染引起的，此外气温突变、粉尘、烟雾和刺激性气体也能引起支气管炎。

◎ **拔罐方法**

取口径为4～6厘米的玻璃火罐或陶瓷罐、竹罐，用95%乙醇棉球撕松散贴在罐底，点燃棉球后待罐中空气燃烧将尽，立即将罐扣在治疗部位上，使其与皮肤牢固吸住。一般留罐10～15分钟。此法多用于侧面拔，须防乙醇过多，滴下烫伤皮肤。

◎ **注意事项**

（1）戒烟：支气管炎患者要主动戒烟，避免被动吸烟，因为烟中的有害物质会引起支气管的痉挛，增加呼吸道的阻力。

（2）注意保暖：气温较低的季节要注意保暖，寒冷会降低支气管的防御功能，影响黏膜的血液循环和分泌物的排出，发生继发性感染。

（3）尽早治疗，服用中、西药物及做好护理。

◎ **取穴定位**

大椎、身柱、大杼、风门、肺俞、膈俞、膏肓、曲池、尺泽、合谷、天突。

大椎

后正中线上，在第七颈椎棘突下凹陷中。

身柱

后正中线上，在第三胸椎棘突下凹陷中。

大杼

在第一胸椎棘突下，旁开1.5寸处。

风门

在第二胸椎棘突下，旁开1.5寸处。

肺俞

在第三胸椎棘突下，旁开1.5寸处。

膈俞

在第七胸椎棘突下，旁开1.5寸处。

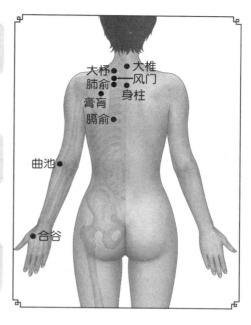

膏肓

在第四胸椎棘突下，旁开3寸处。

曲池

屈肘成直角，在肘横纹桡侧端与肱骨外上髁连线中点处。

尺泽

在肘横纹中，肱二头肌腱桡侧凹陷处。

合谷

在手背，第一、二掌骨间，当第二掌骨中点桡侧。

天突

在颈部前正中线上，当胸骨上窝中央。

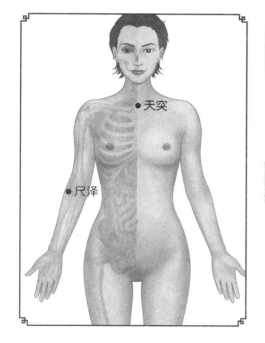

支气管哮喘

支气管哮喘是一种慢性气管炎症。它的典型症状是咳嗽、咳痰、喘息、呼吸困难、胸闷和发作性伴有哮鸣音的呼气性呼吸困难，严重者会出现干咳甚至发绀的现象。

◎ 致病因素

支气管哮喘的发病由多种细胞参与，特别是肥大细胞、嗜酸性粒细胞和T淋巴细胞。发病原因很复杂，主要为哮喘病患者的体质和环境因素。患者的体质包括遗传素质、免疫状态、精神心理状态、内分泌和健康状况等主观条件；环境因素包括各种刺激性气体、病毒感染、居室的条件、气候、饮食习惯和社会因素甚至经济条件等，它们都可能是导致哮喘发生、发展的重要原因。

◎ 拔罐方法

每次可选一穴到数穴拔罐，每日或隔日拔1次，每次更换部位，10～20日为1个疗程。可结合病情、罐的大小等多方面因素来确定留罐时间，一般大罐留10分钟，小罐留10～15分钟。

◎ 注意事项

平时应注意体格锻炼，如常用冷水洗浴、干毛巾擦身等进行皮肤锻炼，以便肺、气管、支气管的迷走神经的紧张状态得到缓和。

◎ 取穴定位

大椎、肺俞、膏肓、定喘、膻中、足三里穴。

大椎

后正中线上，在第七颈椎棘突下凹陷中。

肺俞

在第三胸椎棘突下，旁开1.5寸处。

膏肓

在第四胸椎棘突下，旁开3寸处。

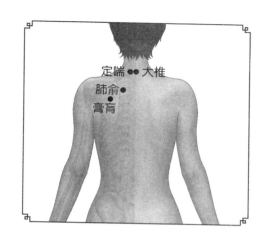

定喘

在第七颈椎棘突下（大椎穴）旁开0.5寸处。

膻中

在胸部正中线上，平第四肋间处。

足三里

在小腿前外侧，当犊鼻下3寸，距胫骨前缘1横指处。

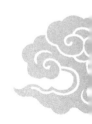

心律失常

过慢或快慢不一，节律不整就叫心律失常。属于中医心悸、心痛等范畴。若心跳过快、成人的心跳一般每分钟60～90次，而且快慢一致，节律规整。

◎ **致病因素**

心律失常的原因有很多，包括各种器质性心脏病，如冠状动脉粥样硬化性心脏病和风湿性心脏病等，以及麻醉、低温、胸腔或心脏手术、药物作用、中枢神经异常及其他不明原因等。从身体结构发生异常的部位来分，可以分为三类：激动起源异常、激动传导异常、激动起源异常和传导异常同时存在。

◎ **拔罐方法**

（1）心气虚：留罐法。取中等口径的罐，留罐10～20分钟，每日或隔日1次。

（2）心血虚：留罐法。依下述穴位留罐5～10分钟，每日1次。

◎ **注意事项**

保持情绪稳定平和对心律失常的治疗有很大的帮助。尽量避免粉尘和刺激性气体对呼吸道的影响，以免诱发疾病。

尽早治疗，服用中、西药物及做好护理。

◎ **取穴定位**

（1）心气虚：心俞、小肠俞、足三里、内关。

（2）心血虚：心俞、膈俞、关元、膻中、足三里。

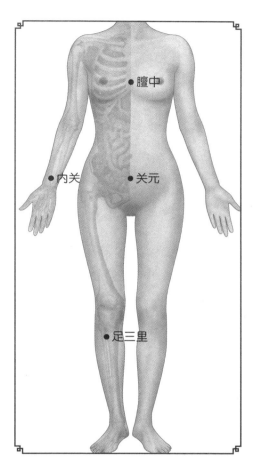

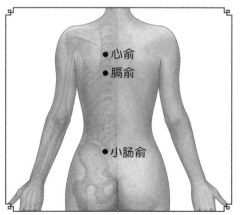

心俞

在第五胸椎棘突下，旁开1.5寸处。

小肠俞

第一骶椎棘突下，旁开1.5寸，平第一骶后孔处。

足三里

在小腿前外侧，当犊鼻下3寸，距胫骨前缘1横指处。

内关

在腕横纹上2寸，掌长肌腱与桡侧腕屈肌腱之间。

膈俞

在第七胸椎棘突下，旁开1.5寸处。

膻中

在胸部正中线上，平第四肋间处。

关元

在下腹部正中线上，当脐下3寸处。

便秘

便秘是很多疾病的一种表现症状，它本身并不是一种病。主要表现为排便次数少，间隔时间长，排便不畅、费力、困难、粪便干结等。

◎ **致病因素**

（1）原发性因素：饮食过少，食物中的纤维素和水分不足；排便动力不足；拖延大便时间，习惯性便秘；水分损失过多等。

（2）继发性因素：器质性受阻肠管内发生狭窄或肠管外受到压迫，大肠病变，药物影响，精神因素，神经系统障碍，内分泌紊乱，维生素缺乏等。

◎ **症状分类**

（1）虚证便秘：大便干结，欲便不出，腹胀，便后乏力，出汗气短；有时伴有心悸气短，失眠健忘；或伴有面色苍白，四肢不温，喜热怕冷，小便清长，或腹中冷痛，喜按揉，或腰膝酸冷。

（2）实证便秘：大便干结，腹胀，伴有口干口臭，小便黄赤；或伴有胸闷等。

◎ **拔罐方法**

（1）虚证便秘：艾灸拔罐法，先在各穴用艾条温灸10～15分钟，以局部皮肤红晕为度，后拔罐，留罐15分钟，每日1次，10次为1个疗程。

（2）实证便秘：单纯拔罐法，留罐10分钟，每日1次，5次为1个疗程。

（3）症状不明确：每次选用3～5个穴位，留罐5～10分钟。每日1～2次。

◎ **注意事项**

一些坏习惯容易导致便秘，如应该排便的时候经常忍着不排，如厕时看书看报，经常穿塑身衣或束腰腰带，很少喝水，或者习惯性地服用治便秘药等。

◎ 取穴定位

（1）虚证便秘：神阙、天枢、气海、关元、足三里。

（2）实证便秘：脾俞、大肠俞、支沟、天枢、上巨虚。

（3）症状不明确：中脘、天枢、大横、腹结、足三里、上巨虚、丰隆、脾俞、胃俞、肝俞、肾俞、大肠俞。

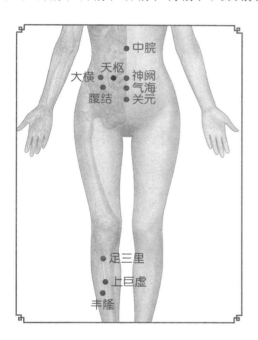

中脘

在上腹部正中线上，当脐上4寸处。

大横

在脐中（神阙穴）旁开4寸处。

神阙

在肚脐中央。

天枢

在腹中部，当脐中旁开2寸处。

气海

在下腹部正中线上，当脐下1.5寸处。

关元

在下腹部正中线上，当脐下3寸处。

腹结

在大横穴下1.3寸，前正中线旁开4寸处。

丰隆

在小腿前外侧，当外踝尖上8寸，条口外，距胫骨前缘2横指。

上巨虚

在小腿前外侧，当犊鼻下6寸，距胫骨前缘1横指（中指）。

肝俞

在第九胸椎棘突下，旁开1.5寸处。

足三里

在小腿前外侧，当犊鼻下3寸，距胫骨前缘1横指处。

脾俞

在第十一胸椎棘突下，旁开1.5寸处。

肾俞

在第二腰椎棘突下，旁开1.5寸处。

胃俞

在第十二胸椎棘突下，旁开1.5寸处。

大肠俞

在第四腰椎棘突下，旁开1.5寸处。

支沟

在阳池与肘尖连线上，腕背横纹上3寸，尺骨与桡骨之间。

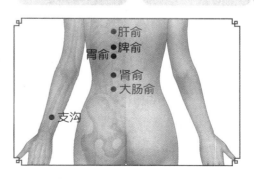

肥胖症

肥胖症是一种慢性疾病，它发生的同时会导致一系列的其他疾病和问题的出现，因而严重威胁着人们的健康。它也是目前人们最容易忽略的疾病之一，但它的发病率却在逐年攀升。

◎ 致病因素

遗传因素；社会环境因素，如暴饮暴食，不加节制；心理因素；运动相关因素，如极少运动锻炼。

◎ 症状分类

按照发病原因，肥胖症一般分为饮食不节、脾胃积热及脾胃虚弱、痰湿内阻两型。

（1）饮食不节、脾胃积热：平素嗜食肥甘厚味，体形呈全身性肥胖，按之结实，食欲亢进，面色红润，畏热多汗，小便黄，大便秘结。

（2）脾胃虚弱、痰湿内阻：体胖以面颊部为甚，肌肉松弛，神疲乏力，食欲不振，胸胁、腹部胀闷不适，小便量少，或见全身水肿、恶心呕吐。

◎ 拔罐方法

（1）饮食不节、脾胃积热：刺络拔罐法，下述各穴用针轻叩刺，以皮肤发红或微微出血为度，之后拔罐并留罐10分钟，每日1次，10次为1个疗程。

（2）脾胃虚弱、痰湿内阻：灸罐法。下述各穴用艾条行温和灸15分钟，以皮肤感觉温热、舒适为度，后留罐10分钟，每日1次，10次为1个疗程。

◎ 取穴定位

（1）饮食不节、脾胃积热：脾俞、胃俞、天枢、曲池、三阴交、内庭。

（2）脾胃虚弱、痰湿内阻：脾俞、中脘、气海、关元、足三里、丰隆。

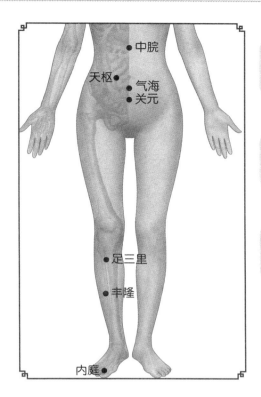

脾俞
在第十一胸椎棘突下，旁开1.5寸处。

胃俞
在第十二胸椎棘突下，旁开1.5寸处。

天枢
在腹中部，当脐中旁开2寸处。

曲池
屈肘成直角，在肘横纹桡侧端与肱骨外上髁连线中点处。

三阴交
在小腿内侧，当足内踝尖上3寸，胫骨内侧缘后方。

内庭
在足背，当第二、第三趾间缝纹端赤白肉际处。

中脘
在上腹部正中线上，当脐上4寸处。

气海
在下腹部正中线上，当脐下1.5寸处。

关元
在下腹部正中线上，当脐下3寸处。

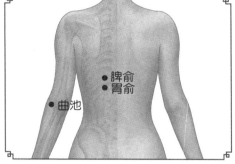

足三里
在小腿前外侧，当犊鼻下3寸，距胫骨前缘1横指处。

丰隆
在小腿前外侧，当外踝尖上8寸，条口外，距胫骨前缘2横指。

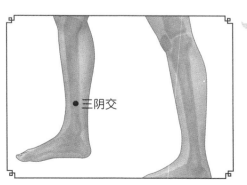

神经衰弱

神经衰弱是一种以脑和躯体功能衰弱为主的神经症，它的主要表现是人容易兴奋也容易疲劳，伴有紧张、烦恼、易激动等情绪问题或是睡眠障碍和肌肉疼痛等生理功能的紊乱。一般神经衰弱者主要的性格特点是胆怯，自卑，敏感，多疑，依赖性强，缺乏自信，任性，急躁，自制力差等。

◎ 致病因素

神经衰弱被看作是由素质、躯体、心理、社会和环境等诸多因素引起的一种整体性疾病。

（1）高级神经活动类型属于弱型和中间型的人，易患神经衰弱。这类个体往往表现为孤僻、胆怯、敏感、多疑、急躁或遇事容易紧张。

（2）神经系统功能过度紧张，长期心理冲突和精神创伤引起负性情感体验，生活无规律，过分疲劳得不到充分休息等。

（3）感染、中毒、营养不良、内分泌失调、颅脑创伤和躯体疾病等，引发本病。

（4）长期的心理冲突和精神创伤引起的负性情感体验。

（5）生活忙乱无序，作息规律和睡眠习惯的破坏，以及缺乏充分的休息，使紧张和疲劳得不到恢复。

◎ 拔罐方法

单纯拔罐法。每次选4～7穴，留罐10～20分钟，每日1次。

◎ 注意事项

（1）选择合适的枕头，不舒适的枕头会带来因为落枕、打呼噜等导致的失眠症状，长期下去就会出现神经衰弱的症状。

（2）每天睡前打坐半小时，静心排除杂念，达到忘我的境界。因为神经衰弱的发病和心理有很大关系，所以修养身心对治疗有很大的帮助。

◎ 取穴定位

心俞、神门、三阴交、失眠、涌泉、内关、安眠。

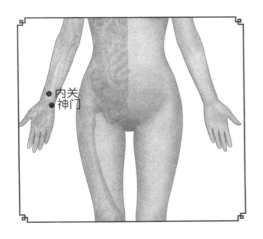

心俞

在第五胸椎棘突下，旁开1.5寸处。

神门

在腕掌侧横纹尺侧端，尺侧腕屈肌腱桡侧凹陷中。

三阴交

在小腿内侧，当足内踝尖上3寸，胫骨内侧缘后方。

失眠

脚跟的中心处。

涌泉

在足底（去趾）前1/3处，足趾跖屈时呈凹陷中央。

内关

在腕横纹上2寸，掌长肌腱与桡侧腕屈肌腱之间。

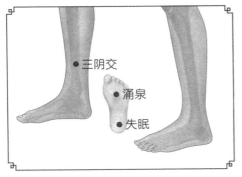

安眠

在翳风与风池穴连线中点处。

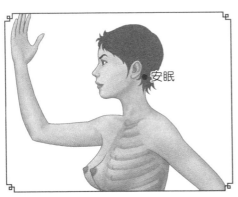

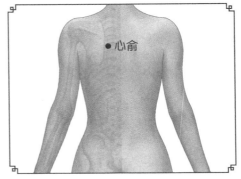

偏头痛

偏头痛是一类有家族发病倾向的疾病，表现为发作性的偏侧搏动性头痛，伴有头晕、恶心的症状，偶有神经、精神功能障碍同时发作。间歇一段时间后会再次发病，因而具有一定的周期性。

◎ 致病因素

（1）生活习惯诱因：精神心理压力大、情绪抑郁、饮食不当、过度锻炼、睡眠不规律。

（2）药物诱因：口服血管扩张药、避孕药、激素类代替药等。

（3）气候诱因：风、寒、湿、热等及剧烈的天气变化。

（4）环境诱因：海拔高度、时区、光线明暗的突然变化等。

（5）女性生理诱因：青春期前，男女患病率相似；青春期后，女性发病多于男性；女性月经来潮时常发病（女性妊娠期和围绝经期头痛会有所减轻）。

◎ 拔罐方法

风门、太阳、印堂三穴采取单纯拔罐法，留罐10分钟。太冲穴点刺出血，以微微出血为度，每日1次，5次为1个疗程。

◎ 注意事项

（1）坐姿不正确或长时间使用电脑会使颈椎肌肉紧张，应该劳逸结合，经常活动颈部，使肌肉放松休息。

（2）一些开了空调的办公场所空间密闭，空气不流通，办公设备产生的臭氧和有机废气不能及时排出，空气质量严重下降，长期在里面工作就会导致抵抗力下降，出现头痛、晕眩、恶心等症状，所以办公环境要经常通风换气。

（3）保证充足规律的睡眠，且经常锻炼。

◎ 取穴定位

风门、太阳、印堂、太冲。

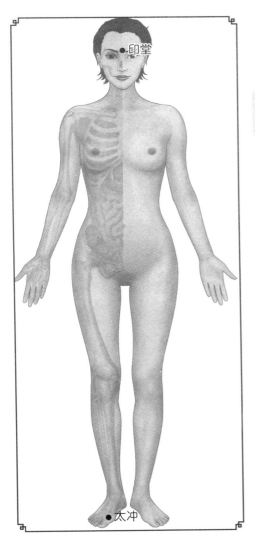

风门

在第二胸椎棘突下，旁开1.5寸处。

太阳

在眉梢与目外眦之间向后约1寸处凹陷中。

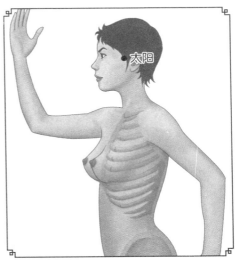

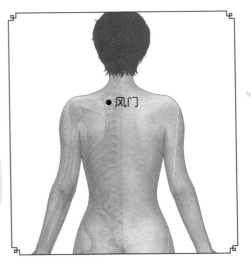

印堂

在两眉头连线中点处。

太冲

在足背第一、二跖骨结合部前凹陷中。

面神经麻痹

面神经麻痹俗称面瘫，一般表现为口眼喝斜。它常见而多发，不受年龄和性别的限制，是以面部表情肌群运动功能障碍为主要特征的一种疾病。患者基本上连一些最基本的动作如抬眉、闭眼等都无法完成。

◎ 致病因素

（1）感染性病变：感染性病变多是由潜伏在面神经感觉神经节内休眠状态的带状疱疹被激活引起。

（2）其他：耳源性疾病、肿瘤、神经源性、各种创伤；中毒，如乙醇中毒；长期接触有毒物；代谢障碍，如糖尿病、维生素缺乏；血管功能不全；先天性面神经核发育不全。

◎ 症状分类

中医一般把面神经麻痹分为风寒外袭和痰浊内阻两型。

（1）风寒外袭：起病急，多数都是在早上起床后发现有口角歪斜、流口水且不能自止的现象，进食后易造成食物残留，不能鼓腮、吹口哨等，伴有恶寒发热、脖颈不适等，大多是在吹风受凉后犯病。

（2）痰浊内阻：脸部向健侧歪斜，患侧肌肉松弛，除一般症状外，还可伴有言语不利、舌强硬、舌歪斜等症。

◎ 拔罐方法

（1）风寒外袭：艾灸法、闪罐法。先用针轻轻叩刺患侧面部太阳、上关、下关、地仓、颊车等穴，然后在穴位上闪罐5～10分钟，再用艾条温和灸15分钟，每日1次，3次为1个疗程。注意患者拔罐后要用热毛巾湿敷患处，每次15分钟，每日2～3次。

（2）痰浊内阻：刺络拔罐法。可先用针轻轻叩刺患侧面部太阳、阳白、上关、下关、地仓、颊车等穴，然后在太阳、下关、地仓、颊车等穴拔罐后留罐5～10分钟，以局部较多血点冒出皮肤为度，每日1次，5次为1个疗程。

◎ 取穴定位

（1）风寒外袭：太阳、上关、下关、颊车、地仓、外关、合谷。

（2）痰浊内阻：太阳、上关、下关、颊车、阳白、地仓、合谷、中脘、足三里、丰隆。

太阳

在眉梢与目外眦之间向后约1寸处凹陷中。

上关

在下关穴直上，当颧弓上缘凹陷处。

下关

在面部耳前方，当颧弓与下颌切迹所形成的凹陷中。

颊车

在下颌角前上方约1横指，当咀嚼时咬肌隆起最高点，按之凹陷处。

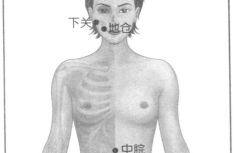

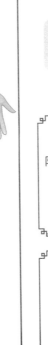

地仓

在面部口角外侧，上直对瞳孔。

外关

在阳池与肘尖的连线上，腕背横纹上2寸，尺骨与桡骨之间。

合谷

在手背，第一、二掌骨间，当第二掌骨中点桡侧。

阳白

在前额部，当瞳孔直上，眉上1寸处。

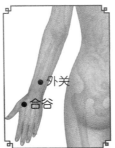

中脘

在上腹部正中线上，当脐上4寸处。

足三里

在小腿前外侧，当犊鼻下3寸，距胫骨前缘1横指处。

丰隆

在小腿前外侧，当外踝尖上8寸，条口外，距胫骨前缘2横指。

遗精

遗精包括梦遗和滑精，不因性交而精液自行泄出，并伴有头昏、耳鸣、健忘、心悸、失眠、腰酸腿软、精神萎靡等症状。

◎ 致病因素

心理因素。性刺激环境影响；过度疲劳，如过度的体力或脑力劳动；炎症刺激，如包皮龟头炎、前列腺炎等。

◎ 症状分类

（1）遗精：夜间多梦，阳事易举，遗精有一夜数次，或数夜一次，或兼早泄，伴有头晕、心烦少寐、腰酸耳鸣、小便黄。

（2）滑精：无梦而遗，甚则见色流精，滑泄频繁，腰部酸冷；面色苍白，神倦乏力，或兼阳痿、自汗、短气。

◎ 拔罐方法

（1）遗精：单纯拔罐法，留罐10分钟，每日1次，10次为1个疗程。

（2）滑精：灸罐法，先在下述各穴吸拔火罐，留罐10分钟，起罐后用艾条点燃温灸各穴10分钟，以皮肤有温热感为宜，每日1次，10次为1个疗程。

◎ 注意事项

（1）多进行精神调养，排除杂念。

（2）丰富文体活动，适当参加体力劳动或运动，增强体质。

（3）规律生活起居。

（4）少食辛辣刺激性食物如烟酒、咖啡等。

◎ 取穴定位

（1）遗精：心俞、肾俞、气海、三阴交。

（2）滑精：肾俞、命门、气海、关元。

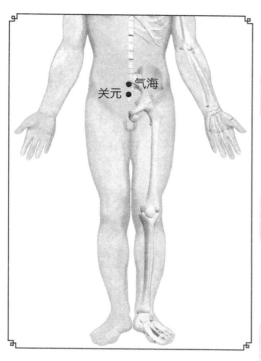

心俞

在第五胸椎棘突下，旁开1.5寸处。

肾俞

在第二腰椎棘突下，旁开1.5寸处。

气海

在下腹部正中线上，当脐下1.5寸处。

三阴交

在小腿内侧，当足内踝尖上3寸，胫骨内侧缘后方。

命门

在第二腰椎棘突下凹陷中。

关元

在下腹部正中线上，当脐下3寸处。

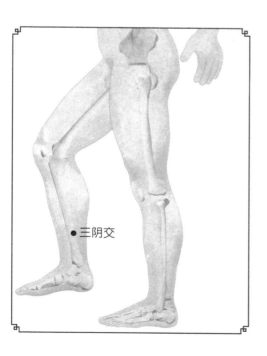

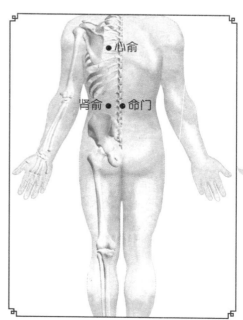

阳痿

现的疾病。

阳痿是以阴茎不能勃起，或勃起不坚，或坚而短暂，不能进行性交为主要表现的疾病。

◎ **致病因素**

（1）器质性因素：神经性原因、手术外伤、阴茎疾病、泌尿生殖器畸形或疾病、内分泌疾病等。

（2）心理性因素：紧张、压力、焦虑、夫妻感情不和等。

（3）混合性因素：精神心理因素和器质性病因共同导致。

（4）其他因素：如放射性照射、重金属中毒等。

◎ **症状分类**

中医认为，青壮年男子，由于虚损、惊恐或湿热等原因，致使宗筋弛纵，引起阴茎痿软不举，或临房举而不坚，从而引起阳痿。大体上，阳痿可以分为虚证阳痿及实证阳痿两型。

（1）虚证阳痿：阴茎勃起困难，时时滑精，精薄清冷，头晕耳鸣，心跳不自主加快，自觉吸气不够，面色苍白，精神不振，腰膝酸软，畏寒肢冷。

（2）实证阳痿：阴茎虽勃起，但时间短暂，多有早泄，阴囊潮湿、有异味，下肢酸重，小便赤黄，情绪抑郁或烦躁。

◎ **拔罐方法**

（1）虚证阳痿：灸罐法。先在下述的各穴吸拔火罐，留罐10分钟，起罐后用艾条点燃温灸各穴15分钟，以皮肤有温热感为宜，每日1次，10次为1个疗程。

（2）实证阳痿：单纯拔罐法。留罐10分钟，每日1次，10次为1个疗程。

◎ **注意事项**

勿纵欲，戒烟酒，劳逸结合，增加营养，适当锻炼。

◎ 取穴定位

（1）虚证阳痿：心俞、命门、关元、中极、三阴交。

（2）实证阳痿：关元、中极、三阴交、侠溪、行间。

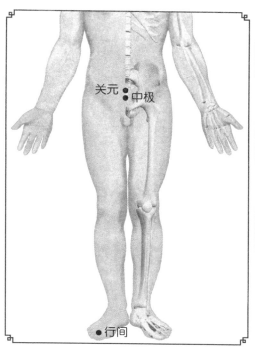

心俞

在第五胸椎棘突下，旁开1.5寸处。

命门

在第二腰椎棘突下凹陷中。

关元

在下腹部正中线上，当脐下3寸处。

中极

在下腹部正中线上，当脐下4寸处。

三阴交

在小腿内侧，当足内踝尖上3寸，胫骨内侧缘后方。

侠溪

在足背第四、五趾间缝纹端处。

行间

在足背第一、二趾间缝纹端处。

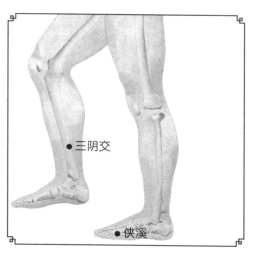

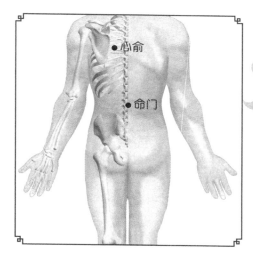

慢性前列腺炎

慢性前列腺炎是一种发病率极高的疾病，有接近一半的男性都会在某个年龄段受到前列腺炎症的影响。因此慢性前列腺炎是男性泌尿系统和生殖系统常见病之一。多发于20～50岁的人群。

◎ 致病因素

慢性前列腺炎多由急性前列腺炎、急性尿路感染等发展而成。性交过频、全身其他部位病灶经血行感染影响前列腺而导致前列腺炎。其他，如前列腺增生和前列腺肿瘤时也可合并感染，尿道炎直接蔓延是引起慢性前列腺炎的主要途径。

◎ 症状分类

中医将慢性前列腺炎一般分为湿热内蕴和脾肾亏虚两种。

（1）湿热内蕴：小便次数增多，余沥不尽，或小便混浊、排尿延迟，或见尿道有涩热感、口渴等，或伴有遗精、早泄、阳痿等症状。

（2）脾肾亏虚：小便次数增多，余沥不尽，或小便混浊、小腹坠胀、尿意不畅、面色无华、神疲乏力。劳倦或进食油腻则发作或加重，或伴有遗精、早泄、阳痿等症状。

◎ 拔罐方法

（1）湿热内蕴：针罐法。下述各穴用毫针针刺得气后留针10分钟，拔罐后留罐10分钟，每日1次，10次为1个疗程。

（2）脾肾亏虚：灸罐法。先用艾条点燃温灸各穴15分钟，以皮肤有温热感及人体感觉舒适为宜，之后吸拔火罐，留罐10分钟，每日1次，10次为1个疗程。

◎ 注意事项

经常做一些保健运动可以预防和缓解前列腺炎，如夏天用湿毛巾冷敷睾丸，每晚2～3次，以睾丸收缩到位为准；每天沿着尿道两侧按摩15～20分钟，强度以自己能够承受为准等。

◎ 取穴定位

（1）湿热内蕴：肾俞、中极、阴陵泉、三阴交。

（2）脾肾亏虚：脾俞、肾俞、命门、关元、中极。

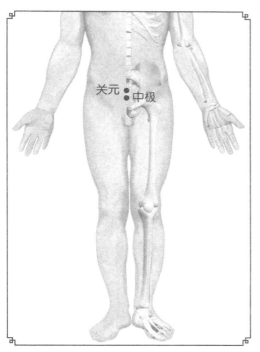

肾俞

在第二腰椎棘突下，旁开1.5寸处。

中极

在下腹部正中线上，当脐下4寸处。

阴陵泉

在小腿内侧，当胫骨内侧髁下缘凹陷中。

三阴交

在小腿内侧，当足内踝尖上3寸，胫骨内侧缘后方。

脾俞

在第十一胸椎棘突下，旁开1.5寸处。

命门

在第二腰椎棘突下凹陷中。

关元

在下腹部正中线上，当脐下3寸处。

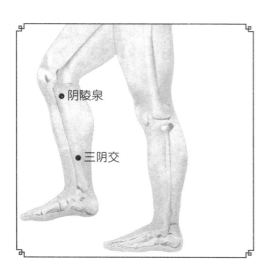

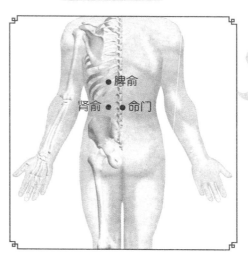

胃痉挛

胃痉挛就是胃部肌肉抽搐，主要表现为上腹痛、呕吐等。是继发于其他疾病（如急、慢性胃炎，胃、十二指肠溃疡及胃神经官能症等）中的一个症状。

◎ 致病因素

病变部位受局部炎症或胃酸的刺激，引起胃壁平滑肌痉挛、胃内压增高和肌纤维紧张度增强，使病变部位的神经感受器受到刺激，因而发生痛感。食物的刺激，如冷热、辛辣的刺激，是引起胃痉挛最常见的原因。精神因素对胃痉挛也有很大影响，有的人一生气就胃疼。食物的不卫生引起的细菌感染，也可引起胃痉挛。胃神经官能症，由于高级神经活动障碍而导致自主神经系统功能失调，引起胃痉挛。

◎ 症状分类

中医一般将胃痉挛分为肝胃蕴热和寒邪内侵两型。

（1）肝胃蕴热：胃脘部灼热疼痛，痛势急，伴有恶心呕吐、反酸、口干口苦、口渴喜冷饮、烦躁易怒。

（2）寒邪内侵：胃脘部疼痛、满闷不适，遇寒时疼痛加重，温敷、热饮可以缓解；伴有四肢不温，不思饮食。

◎ 拔罐方法

（1）肝胃蕴热：刺络拔罐法。将大椎、内庭、曲池先用针点刺出血，以微微出血为度，之后各穴（除内庭穴）拔罐，留罐10分钟，每日1次，5次为1个疗程。

（2）寒邪内侵：灸罐法。先用艾条温灸中脘、关元15～20分钟，后在下述各穴上留罐10分钟，每日1次，10次为1个疗程。

◎ 注意事项

研究表明，凡强压痛部可缓解的痉挛，拔罐疗效较好；若拒按，应考虑为器质性病变，要去医院做进一步检查。

◎ 取穴定位

（1）肝胃蕴热：大椎、肝俞、胃俞、曲池、内庭。

（2）寒邪内侵：肝俞、胃俞、中脘、梁门、关元。

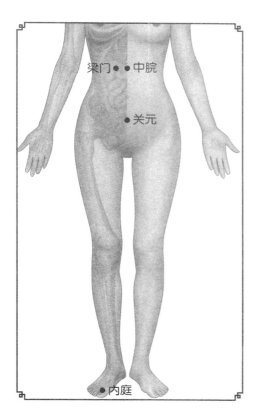

大椎

后正中线上，在第七颈椎棘突下凹陷中。

肝俞

在第九胸椎棘突下，旁开1.5寸处。

胃俞

在第十二胸椎棘突下，旁开1.5寸处。

曲池

屈肘成直角，在肘横纹桡侧端与肱骨外上髁连线中点处。

内庭

在足背，当第二、三趾间缝纹端赤白肉际处。

中脘

在上腹部正中线上，当脐上4寸处。

梁门

在上腹部，当脐上4寸，前正中线旁开2寸处。

关元

在下腹部正中线上，当脐下3寸处。

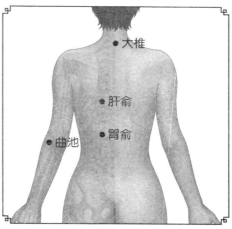

落枕

落枕也称失枕，以颈部疼痛酸胀、颈项僵硬强直、颈项活动受限、头颈转动障碍为主要表现，轻者适当休息活动后即可自行痊愈，重者可能持续数周。

◎ 致病因素

大多因为起居不当，睡枕不舒适或睡姿不正确有关，也可能是因外力袭击，或因肩扛重物等。

◎ 症状分类

中医一般将落枕分为风寒阻络和气滞血瘀两型。

（1）风寒阻络：晨起出现颈项、肩背部疼痛僵硬不适，转动受限，尤以旋转后仰为甚，头向患侧倾斜，肌肉痉挛酸胀，可伴有恶寒、头晕、精神疲倦、口淡不渴等症状。

（2）气滞血瘀：症状反复发作，颈项、肩背部疼痛僵硬不适部位固定，转动不利，肌肉痉挛酸胀，多在劳累、睡眠姿势不当后发作。

◎ 拔罐方法

（1）风寒阻络：走罐、留罐、艾灸法。选择大小适宜的罐，先在疼痛部位采用走罐的方法，走罐前在局部均匀涂抹上红花油，沿着肌肉走行在颈部来回推拉火罐，走罐至皮肤出现红晕为止，之后再在风门、风池、大椎穴位上留罐。起罐后再用艾条温灸所有穴位10分钟，每日1次，2次为1个疗程。

（2）气滞血瘀：刺络、走罐法。先用针沿颈背部轻叩疼痛部位，至皮肤发红或微微出血为止。血止后走罐，走罐前在罐口和走罐部位均匀涂抹上红花油，走至皮肤潮红为止。每日1次，3次为1个疗程。

◎ 注意事项

枕头从高度上来说，女士选择8～10厘米较为合适，男士选择10～15厘米比较合适。

◎ 取穴定位

（1）风寒阻络：风门、风池、大椎、外关、后溪。

（2）气滞血瘀：风池、大椎、膈俞、后溪、血海。

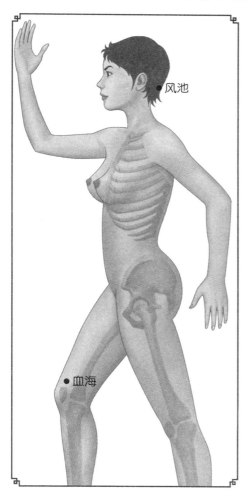

血海

屈膝，在髌骨内上缘上2寸处。

风门

在第二胸椎棘突下，旁开1.5寸处。

风池

在胸锁乳突肌与斜方肌上端之间凹陷中与风府穴相平处。

大椎

后正中线上，在第七颈椎棘突下凹陷中。

外关

在阳池与肘尖的连线上，腕背横纹上2寸，尺骨与桡骨之间。

后溪

微握拳，在第五掌指关节后尺侧，掌横纹头赤白肉际处。

膈俞

在第七胸椎棘突下，旁开1.5寸处。

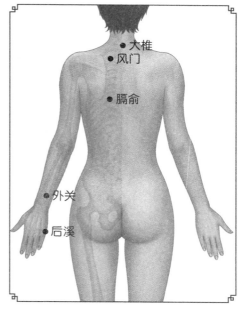

颈椎病

颈椎病又称颈椎综合征，是由于颈部长期劳损，颈椎及其周围软组织发生病理改变或骨质增生等引发，是颈椎骨关节炎、增生性颈椎炎、颈神经根综合征、颈椎间盘突出症的总称，是一组复杂的症候群。

◎ **致病因素**

劳损：长期使头颈部处于单一姿势的状态。头颈部外伤。不良姿势：躺着看书，坐着睡觉等。慢性感染、颈椎结构的发育不良。

◎ **症状分类**

（1）寒湿阻络：后枕部疼痛、颈项强硬、头痛、转侧不利，颈肩部畏寒喜热，颈椎旁有时可以触及肿胀结节。

（2）风寒外袭：颈强脊痛，肩臂酸楚，因夜寐露肩或久卧湿地而加重。或有手臂麻木发冷。

（3）血瘀阻络：眩晕，头昏，倦怠乏力，颈部酸痛或双肩疼痛，食欲不振，面色无华，或伴有胸闷心悸。

（4）肝肾亏虚：四肢麻木无力，伴有头晕目眩、耳鸣耳聋、腰膝酸软。

（5）气滞血瘀：颈项、肩臂疼痛，甚至衍射至前臂，手指麻木，劳累后加重，颈部僵直，活动不利，肩胛上下窝及肩头有压痛。

◎ **拔罐方法**

（1）寒湿阻络：叩刺、走罐、艾灸法。先用针轻叩下述部位，至微微出血为止。血止后走罐，走罐前在罐口和走罐部位均匀涂抹上红花油，走罐至皮肤潮红为止。起罐后再用艾条温灸10分钟，隔日1次，10次为1个疗程。

（2）风寒外袭：留罐法。留罐10～15分钟，每日或隔日治疗1次，10次为1个疗程。

（3）血瘀阻络：刺络拔罐法。先用针在下述各穴叩刺3～5遍，以皮肤发红、有少量出血点为度。叩刺后拔罐，留罐10分钟，以拔出瘀血为宜。隔日1次，10次为1个疗程。

（4）肝肾亏虚：留罐法。留罐10～15分钟，每日或隔日治疗1次，10次为1个疗程。

（5）气滞血瘀：留罐法。留罐10～15分钟，每日或隔日治疗1次，10次为1个疗程。

◎ 取穴定位

（1）寒湿阻络：肩井、大杼、天宗、曲池、合谷。

（2）风寒外袭：大椎、风门、风池、肩井、外关、阿是穴。

（3）血瘀阻络：大椎、大杼、肩井、曲池、合谷。

（4）肝肾亏虚：大椎、肝俞、肾俞、风池、肩外俞、阿是穴。

（5）气滞血瘀：大椎、肩井、肩外俞、百劳、天宗、膈俞、阿是穴。

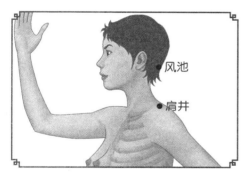

风池

在肩上，当大椎与肩峰连线中点处。

风池

在胸锁乳突肌与斜方肌上端之间凹陷中与风府穴相平处。

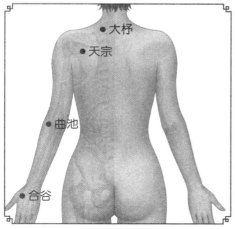

大杼

在第一胸椎棘突下，旁开1.5寸处。

曲池

屈肘成直角，在肘横纹桡侧端与肱骨外上髁连线中点处。

天宗

在肩胛骨冈下窝的中央。

合谷

在手背，第一、二掌骨间，当第二掌骨中点桡侧。

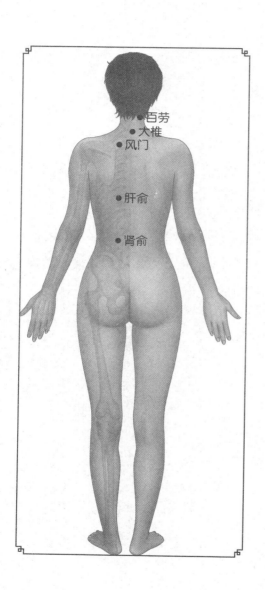

大椎

后正中线上，在第七颈椎棘突下凹陷中。

风门

在第二胸椎棘突下，旁开1.5寸处。

百劳

在颈部，当大椎直上2寸，后正中线旁开1寸处。

肝俞

在第九胸椎棘突下，旁开1.5寸处。

肾俞

在第二腰椎棘突下，旁开1.5寸处。

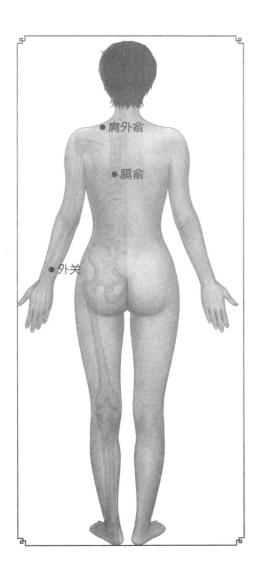

肩外俞

在第一胸椎棘突下，旁开3寸处。

外关

在阳池与肘尖的连线上，腕背横纹上2寸，尺骨与桡骨之间。

膈俞

在第七胸椎棘突下，旁开1.5寸处。

肩周炎

肩腱、滑囊、韧带等）的一种退行性慢性损伤性炎性疾病。

肩关节周围炎简称肩周炎、冻结肩，是肩关节周围软组织（关节囊、肩周肌、

◎ 致病因素

肩周炎一般由外伤、慢性劳损、气血不足、受凉、较长时间不活动，天气变化及劳累等原因诱发。

按部位可大致分为两大类因素：

（1）肩部原因：40岁以上中老年人，软组织退行病变，对各种外力的承受能力减弱；长期过度活动，姿势不良等；上肢外伤后肩部固定过久，肩周组织继发萎缩、粘连；肩部急性挫伤、牵拉伤后治疗不当等。

（2）肩外因素：颈椎病，心、肺、胆道疾病的发生会牵连肩部使疼痛。

◎ 拔罐方法

刺血拔罐法。主穴每次只取1个，配穴每次取2～4个，均在患侧取。先在穴位及其周围仔细寻找有瘀血现象的静脉，然后用消毒针刺破血管，出血10～20毫升，血止后拔罐5分钟。每10～20天治疗1次，3次为1个疗程。

◎ 注意事项

（1）中老年人应该重视保暖防寒，不要让肩部受凉。

（2）加强肩关节肌肉的锻炼可以预防和延缓肩周炎的发生和发展。

（3）患病期间注意休息，不要过度劳累。

（4）适当锻炼，肩周炎常可不药而愈。

◎ 取穴定位

（1）主穴：尺泽、曲池、曲泽。

（2）配穴：肩贞、肩髃、肩前、阿是穴。

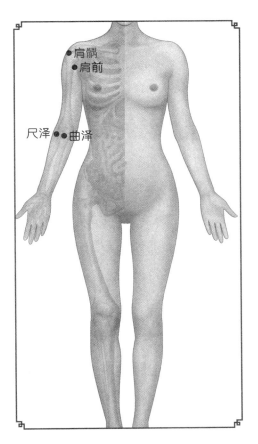

尺泽

在肘横纹中，肱二头肌腱桡侧凹陷处。

肩髃

在肩峰前下方，上臂外展平举时，当肩部前方凹陷处。

曲泽

在肘横纹中，当肱二头肌腱尺侧缘。

肩前

正坐垂肩，当腋前皱襞顶端与肩髃穴连线中点是穴。

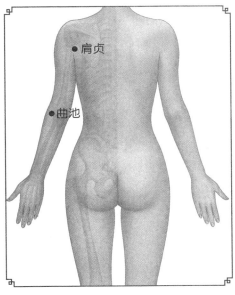

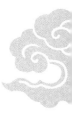

肩贞

臂内收，腋后纹头上1寸。

曲池

屈肘成直角，在肘横纹桡侧端与肱骨外上髁连线中点处。

坐骨神经痛

坐骨神经痛是指沿坐骨神经分布区域，以臀部、大腿后侧、小腿后外侧、足背外侧为主的放射性疼痛，是一种常见的周围神经疾病。属中医『痹证』范畴。

◎ **致病因素**

（1）根性坐骨神经痛病变位于椎管内，以腰椎间盘突出最多见，其次有椎管内肿瘤、腰椎结核、腰骶神经根炎等。

（2）干性坐骨神经痛的病因有骶髂关节炎、盆腔内肿瘤、妊娠子宫压迫、臀部外伤、梨状肌综合征及糖尿病等。

◎ **症状分类**

（1）根性疼痛：一侧或双侧臀部、大腿后侧疼痛，多伴有腰椎叩击痛，疼痛可因咳嗽、打喷嚏、弯腰等而加重；或伴有小腿外侧、足背皮肤感觉明显减弱。多有腰椎间盘突出症等病史。

（2）干性疼痛：一侧或双侧臀部、大腿后侧疼痛，无腰椎叩击痛。单纯为坐骨神经发炎等引起。

◎ **拔罐方法**

（1）根性疼痛：刺络拔罐法、走罐法。先用针以中度手法叩刺委中，至出现较多出血点止，拔罐后留罐，出血量以较多血点冒出皮肤为准，然后取掉罐具。在患者腰部涂抹万花油，用大罐吸定于腰部肾俞处，采用来回横走腰骶部的方法，以局部皮肤红晕或有痧点为度，最后各穴留罐10～15分钟，每日1次，5次为1个疗程。

（2）干性疼痛：刺络拔罐法、走罐法。先用针以中度手法叩刺环跳、委中、承山、阿是穴，以出现较多出血点为度，拔罐后留罐，出血量以较多血点冒出皮肤为准；然后取掉罐具，在患者大腿后部坐骨神经线路上涂抹万花油，用大罐采取走罐的方法，以局部皮肤红晕，或有痧点为度，最后各穴留罐5～10分钟。每日1次，5次为1个疗程。

◎ 取穴定位

（1）根性疼痛：肾俞、大肠俞、腰阳关、次髎、环跳、委中。

（2）干性疼痛：环跳、风市、委中、承山、飞扬、悬钟、阿是穴。

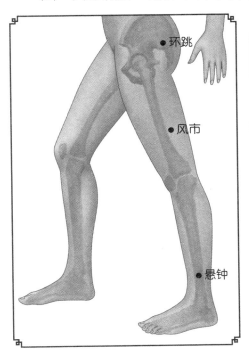

肾俞

在第二腰椎棘突下，旁开1.5寸处。

大肠俞

在第四腰椎棘突下，旁开1.5寸处。

腰阳关

后正中线上，在第四腰椎棘突下凹陷中，约与髂嵴相平。

次髎

在髂后上棘与后正中线连线中点处，当第二骶后孔中。

风市

在大腿外侧部的中线上，当腘横纹上7寸处。

委中

在腘横纹中点，当股二头肌肌腱与半腱肌肌腱的中间。

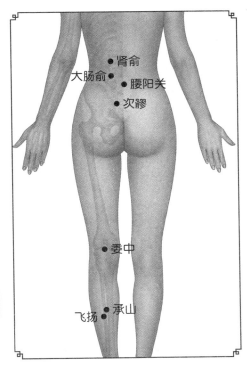

环跳

侧卧屈股，在股骨大转子高点与骶管裂孔连线的外1/3与内2/3交界处。

承山

在小腿后面正中，委中与昆仑之间，当伸直小腿或足跟上提时腓肠肌肌腹下出现尖角凹陷处。

飞扬

在小腿后面，当外踝后昆仑直上7寸，承山外下方1寸处。

悬钟

在外踝尖上3寸，腓骨前缘处。

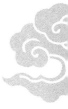

膝关节痛

『痹证』范畴。

湿性关节炎、膝关节滑膜炎、外伤性关节炎、半月板损伤等膝关节疾病，属中医学

膝关节痛是一种最常见的病痛。关节的正常老化和磨损、老年性关节炎、风

◎ 致病因素

患者多是因为在阴湿寒冷的环境下工作或生活而出现膝关节痛的症状，其他的诱因包括关节发炎、关节撞伤、关节错位等，也会造成关节疼痛，轻者因疼痛影响活动与睡眠，重者严重影响劳动与生活自理。总的说来，病因可以是外伤引起的膝关节的软组织损伤，也可以是膝关节的退行性变引起的骨质增生。

◎ 拔罐方法

大椎穴进行单纯拔罐。配穴针刺得气后，采用闪火法留针拔罐20分钟，每周3次，10次为1个疗程。病程越短，疗效越好。

◎ 注意事项

（1）避免下蹲可以保护膝关节，膝关节在成120度时承重最大。

（2）在已经出现轻微膝关节痛症状的时候可以用按摩来缓解症状。配合红花油，均匀有力地揉按膝关节上行的韧带和摩擦膝关节处，每次10~15分钟才能起到治疗作用。

◎ 取穴定位

（1）主穴：大椎。

（2）配穴：秩边、殷门、委中、承山。

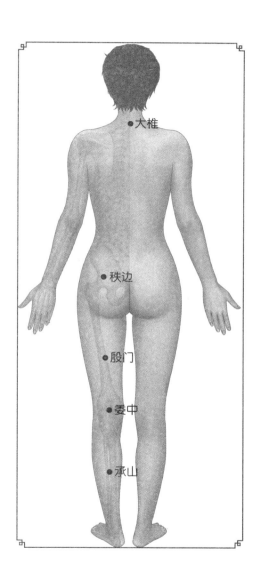

大椎

后正中线上，在第七颈椎棘突下凹陷中。

秩边

在臀部，平第四骶后孔，骶正中嵴旁开3寸处。

殷门

在承扶与委中连线上，当承扶下6寸处。

委中

在腘横纹中点，当股二头肌肌腱与半腱肌肌腱的中间。

承山

在小腿后面正中，委中与昆仑之间，当伸直小腿或足跟上提时腓肠肌肌腹下出现尖角凹陷处。

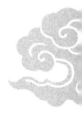

足跟痛症

足跟痛症的典型表现是刚晨起时疼痛剧烈，行走片刻后逐渐减轻，每天反复发作。一侧或双侧足跟部位疼痛，轻者不红不肿，行走不便。站立、行走则加重。重者足跟肿胀，不能站立和行走，平卧时疼痛亦不能明显缓解。

◎ 致病因素

引起足跟痛的原因较多，一般是由于足跟的骨质、关节、滑囊、筋膜等处病变引起的，常见的为跖筋膜炎等。也有由于长期、慢性跟腱周围炎、跟骨骨刺、跟骨骨膜炎、跟骨下脂肪垫损伤、跟骨骨折、跟骨皮下滑囊炎、跗骨窦软组织劳损、跟骨结核、肿瘤等引起，表现为足跟部肿胀，持续疼痛不能缓解，不能站立、行走，休息时候疼痛不能明显缓解。

◎ 症状分类

中医一般将足跟痛症分为气滞血瘀和肝肾亏虚二型。

（1）气滞血瘀：足跟部肿胀，持续疼痛不能缓解，不能站立、行走，休息时候疼痛不能明显缓解。

（2）肝肾亏虚：足跟部肿胀疼痛，疼痛时发时止，走路、久站、劳累后疼痛明显，休息时疼痛可以缓解，伴有腰膝酸软、神疲乏力。

◎ 拔罐方法

（1）气滞血瘀：刺络拔罐法，用针在扭伤部位的肿痛处、瘀血处及下述各穴轻叩浅刺至出血后拔罐，留罐10分钟，每日1次，3次为1个疗程。

（2）肝肾亏虚：针罐法。下述4穴用毫针针刺，得气后留针10分钟，出针后拔罐，留罐10分钟，每日1次，5次为1个疗程。

◎ 注意事项

（1）适当休息。加强锻炼。

（2）足跟部应用软垫，如硅胶制成的跟痛垫，保护足跟，减轻摩擦。

◎ 取穴定位

（1）气滞血瘀：膈俞、血海、承山、昆仑、太溪。

（2）肝肾亏虚：三阴交、昆仑、太溪、照海。

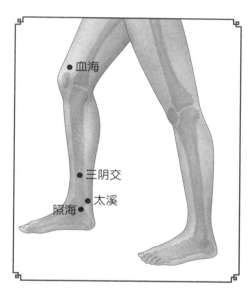

膈俞

在第七胸椎棘突下，旁开1.5寸处。

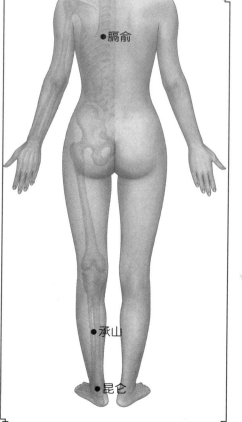

血海

屈膝，在髌骨内上缘上2寸处。

承山

在小腿后面正中，委中与昆仑之间，当伸直小腿或足跟上提时腓肠肌肌腹下出现尖角凹陷处。

昆仑

在外踝后方，当外踝尖与跟腱之间的凹陷处。

太溪

在足内踝尖与跟腱之间的凹陷处。

三阴交

在小腿内侧，当足内踝尖上3寸，胫骨内侧缘后方。

照海

在足内踝下缘凹陷中。

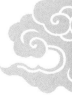

痔疮

痔疮又称『痔核』，是常见的多发病。由于肛门下的痔静脉不能及时排走血液，造成局部压力过大，血管壁曲张肥大而形成。

◎ 致病因素

（1）不良的大便习惯：如厕时看书看报。

（2）大便异常：腹泻和大便秘结均是痔疮的重要致病原因。

（3）慢性疾病：如长期营养不良，体质虚弱，慢性支气管炎、肺气肿，慢性肝炎、肝硬化，腹泻、结肠炎等，都是痔疮的诱因。

（4）饮食原因：食品的质量直接影响着粪便的成分。

（5）生理原因：食品经体内分解吸收后，残渣中常带有大量有害物质，长期滞留在结肠盲肠中。

（6）解剖原因：静脉壁薄弱，对压力的抵抗力减低，盲肠黏膜下组织疏松，有利于静脉扩大曲张变形，容易形成痔疮。

（7）其他：胚胎发育异常原因、遗传因素等。

◎ 症状分类

中医一般将痔疮分为饮食不节、损伤脾胃和湿热下注两型。

（1）饮食不节、损伤脾胃：饮食不节，喜食辛辣食物，胃中灼热，便后出血，血色鲜红，肛门发痒，大便不畅，全身症状不明显。

（2）湿热下注：肛门肿痛，口干口苦，胃部疼痛，食欲减退，大便干燥或秘结，便时滴血，小便色黄。

◎ 拔罐方法

（1）饮食不节、损伤脾胃：单纯拔罐法。在下述穴位拔罐后留罐10分钟，每日1次，5次为1个疗程。

（2）湿热下注：大肠俞、承山、阴陵泉单纯拔罐法，留罐10分钟；内庭针点刺出血，出血量以3～5毫升为度，之后拔罐并留罐10分钟，每日1次，5次为1个疗程。

◎ 取穴定位

（1）饮食不节、损伤脾胃：气海俞、大肠俞、足三里、委中、承山。

（2）湿热下注：大肠俞、阴陵泉、承山、内庭。

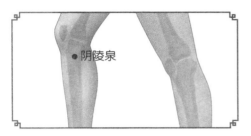

气海俞

在第三腰椎棘突下，旁开1.5寸。

大肠俞

在第四腰椎棘突下，旁开1.5寸处。

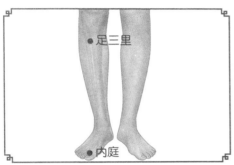

足三里

在小腿前外侧，当犊鼻下3寸，距胫骨前缘1横指处。

委中

在腘横纹中点，当股二头肌肌腱与半腱肌肌腱的中间。

承山

在小腿后面正中，委中与昆仑之间，当伸直小腿或足跟上提时腓肠肌肌腹下出现尖角凹陷处。

阴陵泉

在小腿内侧，当胫骨内侧髁下缘凹陷中。

内庭

在足背，当第二、三趾间缝纹端赤白肉际处。

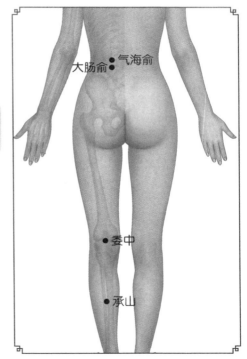

痛经

妇女月经来潮时经期前后或行经期间，出现小腹胀痛、下腹剧烈疼痛、腰酸，甚至恶心、呕吐的现象，同时可能全身不适，严重影响日常生活。它是一种妇科常见病和多发病。

◎ 致病因素

精神因素、子宫肌肉痉挛性收缩导致子宫缺血，或由盆腔炎症、肿瘤或子宫内膜异位症等引起。

◎ 症状分类

（1）气血虚弱：经前或行经第一、二天，小腹胀痛、拒按，甚则小腹剧痛而发生恶心、呕吐，伴胸胁作胀，或经量少，或经行不畅，经色紫暗有块，血块排出后痛感减轻，经期结束疼痛消失。

（2）寒湿凝滞：月经前数日或经期小腹自觉冷痛，得温热则疼痛减轻，按小腹觉疼痛加重，经量少，经色暗黑或有血块，或有怕冷、身疼等症状。

（3）气滞血瘀：经前或经期小腹胀痛或阵发性绞痛，放射到腰部或骶部；月经后期，经血色紫或紫黑，有血块，可伴胸胁乳房胀痛。

◎ 拔罐方法

（1）气血虚弱：刺络拔罐法。膈俞、肝俞两穴用针叩刺出血，以皮肤微微出血为度，之后拔罐，以局部有少量血点冒出皮肤为度。其余穴位采用单纯拔罐法，留罐10分钟，每日1次，10次为1个疗程。

（2）寒湿凝滞：灸罐法。先用艾条点燃温灸各穴15分钟，以皮肤有温热感及人体感觉舒适为宜，之后吸拔火罐，留罐10分钟，每日1次，10次为1个疗程。

（3）气滞血瘀：灸罐法。先用艾条点燃温灸各穴15分钟，以皮肤有温热感及人体感觉舒适为宜，之后吸拔火罐，留罐10分钟，每日1次，10次为1个疗程。

◎ 取穴定位

（1）气血虚弱：膈俞、肝俞、次髎、中极、血海。

（2）寒湿凝滞：肾俞、中极、阴陵泉、三阴交。

（3）气滞血瘀：脾俞、气海俞、关元、足三里。

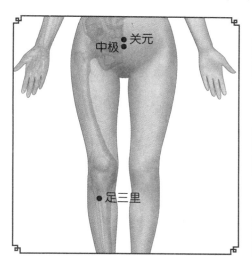

膈俞

在第七胸椎棘突下，旁开1.5寸处。

肝俞

在第九胸椎棘突下，旁开1.5寸处。

次髎

在髂后上棘与后正中线连线中点处，当第二骶后孔中。

中极

在下腹部正中线上，当脐下4寸处。

血海

屈膝，在髌骨内上缘上2寸处。

肾俞

在第二腰椎棘突下，旁开1.5寸处。

脾俞

在第十一胸椎棘突下，旁开1.5寸处。

气海俞

在第三腰椎棘突下，旁开1.5寸。

阴陵泉

在小腿内侧，当胫骨内侧髁下缘凹陷中。

三阴交

在小腿内侧，当足内踝尖上3寸，胫骨内侧缘后方。

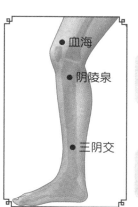

关元

在下腹部正中线上，当脐下3寸处。

足三里

在小腿前外侧，当犊鼻下3寸，距胫骨前缘1横指处。

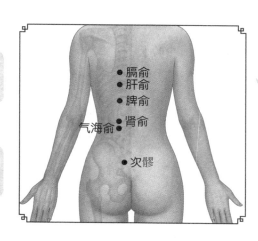

带下病

带下是指阴道壁及宫颈等组织分泌的一种黏稠液体。当阴道、宫颈或内生殖器发生病变时，就有发病的可能，发病时还会伴有全身或局部症状。

◎ **致病因素**

（1）性伴侣没有及时治疗是沾染病菌的主要因素。

（2）年轻者发病率高，不仅由于这是性活动旺盛的时期，还因性伴侣不稳定。有过盆腔炎历史的易发病，这一概率是无盆腔炎病史者的20倍。原发感染的盆腔炎多是由性活动或性裸露引起的。

（3）宫内避孕器的使用：使用宫内避孕器者的发病率是不使用者的2～4倍甚至15倍。

◎ **症状分类**

（1）湿毒下注：带下量多，色黄或黄绿如脓，或带血，混浊，有臭秽气味，阴部瘙痒，小腹隐隐作痛，小便少且黄，口苦咽干，舌质红、苔黄。

（2）脾肾虚弱：带下量多，色白或淡黄，质稀薄，无臭味，面色苍白或面带黄色无光泽，神疲乏力，食少，腹胀，便稀薄。

◎ **拔罐方法**

（1）湿毒下注：刺络拔罐法。脾俞、次髎、太冲穴用针叩刺，后在脾俞、次髎穴上拔罐，以有较多血点冒出皮肤为度。蠡沟、三阴交两穴用单纯拔罐法，留罐10分钟，每日1次，10次为1个疗程。

（2）脾肾虚弱：灸罐法。先用艾条点燃温灸各穴15分钟，以皮肤有温热感及人体感觉舒适为宜，之后吸拔火罐，留罐10分钟，每日1次，10次为1个疗程。

◎ **注意事项**

尽量不要长时间居住在潮湿的环境中，经期、产后避免水湿，防止外浸内侵。勤换内裤，预防感染。

◎ 取穴定位

（1）湿毒下注：脾俞、次髎、蠡沟、三阴交、太冲。

（2）脾肾虚弱：脾俞、肾俞、命门、三阴交。

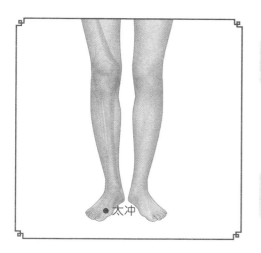

脾俞

在第十一胸椎棘突下，旁开1.5寸处。

次髎

在髂后上棘与后正中线连线中点处，当第二骶后孔中。

蠡沟

在足内踝尖上5寸，胫骨内侧面中央。

三阴交

在小腿内侧，当足内踝尖上3寸，胫骨内侧缘后方。

命门

第二腰椎棘突下凹陷中。

太冲

在足背第一、二跖骨结合部前凹陷中。

肾俞

在第二腰椎棘突下，旁开1.5寸处。

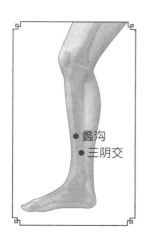

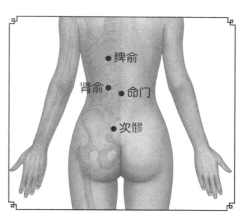

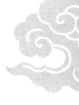

妊娠呕吐

的现象。

妊娠呕吐是指孕妇在妊娠早期出现的恶心、呕吐，头晕厌食，甚至食入即吐

◎ **致病因素**

（1）甲状腺功能改变。

（2）精神及社会因素：精神紧张、情绪不稳定等。

（3）神经因素：妊娠早期大脑皮质兴奋性提高使丘脑下部的各种自主神经功能紊乱等。

（4）其他因素：维生素的缺乏，过敏反应等。

◎ **症状分类**

中医一般将妊娠呕吐分为脾胃虚弱和肝胃不和两型。

（1）脾胃虚弱：脾虚运化无力，导致痰饮留滞，随冲气上逆，口淡无味，精神疲倦。

（2）肝胃不和：恶心、呕吐酸水或苦水，胸满胀痛，偶尔伴有头痛、头晕，莫名烦躁，口中干渴，精神抑郁。

◎ **拔罐方法**

常用闪火法。将适当大小的火罐拔于穴位，留罐10～15分钟，视病情轻重选择每日或隔日1次，10次为1个疗程。

◎ **注意事项**

自学一些保健知识，正确认识早孕反应。

◎ **取穴定位**

（1）主穴：脾俞、肝俞、胃俞、内关。

（2）配穴：脾胃虚弱，足三里、中脘；肝胃不和，期门、太冲。

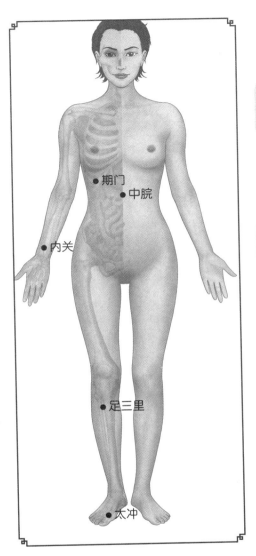

脾俞

在第十一胸椎棘突下，旁开1.5寸处。

肝俞

在第九胸椎棘突下，旁开1.5寸处。

胃俞

在第十二胸椎棘突下，旁开1.5寸处。

内关

在腕横纹上2寸，掌长肌腱与桡侧腕屈肌腱之间。

足三里

在小腿前外侧，当犊鼻下3寸，距胫骨前缘1横指处。

中脘

在上腹部正中线上，当脐上4寸处。

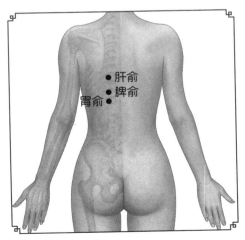

太冲

在足背第一、二跖骨结合部前凹陷中。

期门

在乳头直下，第六肋间隙，前正中线旁开4寸处。

产后缺乳

产后缺乳是指妇女产后乳汁分泌量少或没有，不能满足婴儿的需要。

◎ 致病因素

虚者多为气血虚弱，乳汁化源不足所致；实者则因肝气郁结或气滞血瘀，乳汁不行所致。孕前、孕期乳腺发育不良，产妇体质虚弱，或分娩出血过多，或哺乳方法不对，或产妇过度疲劳，或产后情志失调等因素也与该病有密切关系。

◎ 症状分类

中医一般将产后缺乳分为气血虚弱和肝郁气滞两型。

（1）气血虚弱：产后乳汁少甚至全无，乳汁稀薄，乳房柔软无胀感。面色无光泽，容易疲劳，饮食量少，时有不自主心跳加快，自觉吸气不够。

（2）肝郁气滞：产后乳汁少、浓稠，或乳汁不下，乳房胀满而痛。胸胁胀满，郁闷不适，食欲不振，或身有微热。

◎ 拔罐方法

（1）气血虚弱：灸罐法。先用艾条点燃温灸各穴15分钟，以皮肤有温热感及人体感觉舒适为宜，之后吸拔火罐，留罐10分钟，每日1次，3次为1个疗程。

（2）肝郁气滞：刺络拔罐法。太冲穴用针轻叩刺，至皮肤微微出血为止。其余穴位用单纯拔罐法，留罐10分钟，每日1次，3次为1个疗程。

◎ 注意事项

（1）调整产妇心情，保持乐观舒畅，不要有精神上的压力。

（2）母乳喂养需要得到家庭尤其是丈夫的支持，帮助产妇树立母乳喂养成功的信心和母乳喂养的热情，使产妇感到用自己的乳汁喂养孩子是最伟大的工作，产生自豪和快乐感。

◎ 取穴定位

（1）气血虚弱：肩井、心俞、脾俞、膻中、足三里。

（2）肝郁气滞：膻中、期门、内关、太冲。

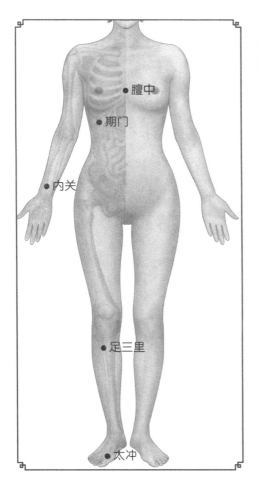

肩井

在肩上，当大椎与肩峰连线中点处。

心俞

在第五胸椎棘突下，旁开1.5寸处。

脾俞

在第十一胸椎棘突下，旁开1.5寸处。

膻中

在胸部正中线上，平第四肋间处。

足三里

在小腿前外侧，当犊鼻下3寸，距胫骨前缘1横指处。

内关

在腕横纹上2寸，掌长肌腱与桡侧腕屈肌腱之间。

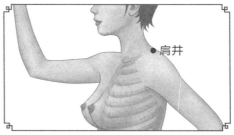

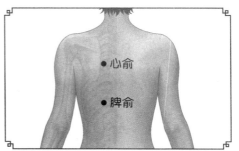

太冲

在足背第一、二跖骨接合部前凹陷中。

期门

在乳头直下，第六肋间隙，前正中线旁开4寸处。

围绝经期综合征

的各器官系统的症状和体征的综合症候群。属于中医上『绝经前后诸证』范畴。

围绝经期综合征是指由于围绝经期精神心理、神经内分泌和代谢变化，引起

◎ 致病因素

围绝经期综合征一般是因雌激素水平下降而引起的一系列的变化：卵巢功能的衰退，分泌雌激素和排卵逐渐减少并失去周期性，直至停止排卵。虽然围绝经期通常自然发生，但是它也可能因卵巢外科切除手术引起，这类病症被称为外科手术性围绝经期。

◎ 症状分类

中医一般将围绝经期综合征分为脾肾不足和肾阴亏损两型。

（1）脾肾不足：腰部冷痛，四肢不温，头晕目眩，乏力倦怠，或形体肥胖，胸脘满闷，食欲不振，大便稀薄。

（2）肾阴亏损：头晕耳鸣，心悸不安，心烦失眠，手足心热，口干津少。

◎ 拔罐方法

上述两型均采用留罐法。留罐10～15分钟。每日或隔日1次，3次为1个疗程。

◎ 注意事项

围绝经期妇女易患精神抑郁症、健忘、强迫观念、偏执、情感倒错、情绪不稳、迫害妄想、焦虑、多疑、感觉异常、自觉无能和厌世感。部分呈躁狂、思维错乱和精神分裂症。所以围绝经期综合征拔罐治疗期间，要尽量让患者心情舒畅，保持精神愉快。

◎ 取穴定位

（1）脾肾不足：肾俞、脾俞、气海俞、足三里。

（2）肾阴亏损：肾俞、肝俞、心俞、三阴交。

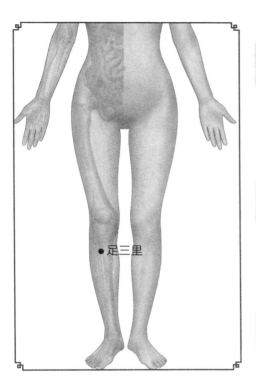

肾俞

在第二腰椎棘突下，旁开1.5寸处。

脾俞

在第十一胸椎棘突下，旁开1.5寸处。

气海俞

在第三腰椎棘突下，旁开1.5寸。

足三里

在小腿前外侧，当犊鼻下3寸，距胫骨前缘1横指处。

肝俞

在第九胸椎棘突下，旁开1.5寸处。

心俞

在第五胸椎棘突下，旁开1.5寸处。

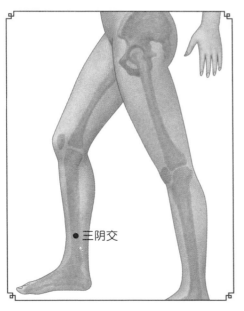

三阴交

在小腿内侧，当足内踝尖上3寸，胫骨内侧缘后方。

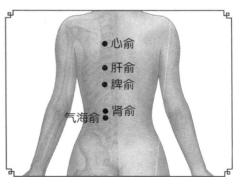

月经不调

月经不调也称月经失调，是常见的妇科病。是指月经的周期、时间长短、颜色、经量、质地等发生异常改变。

◎ 致病因素

月经不调大多由于体质虚弱、内分泌失调所致。但是血液病、内分泌病、流产、生殖道感染、肿瘤等均可引起月经失调。

◎ 症状分类

（1）肾虚：月经周期先后无定，量少，色淡红或暗红，经质清稀。腰膝酸软，足跟痛，头晕耳鸣，或小腹自觉发冷，或夜尿较多。

（2）气滞血瘀：月经或提前或延后，经量或多或少，颜色紫红，有血块，月经过程不顺利；或伴小腹疼痛，拒按；或有胁肋部、乳房、少腹等胀痛，胸部不舒服。

（3）血热：月经提前，量多，颜色深红或紫红，质稠黏，有血块；伴心胸烦闷、容易发怒，面色发红，口干，小便短黄，大便秘结。

◎ 拔罐方法

（1）肾虚：灸罐法。先用艾条点燃温灸各穴15分钟，以皮肤有温热感及人体感觉舒适为宜，之后吸拔火罐，留罐10分钟，每日1次，10次为1个疗程。

（2）气滞血瘀：刺络拔罐法。膈俞、肝俞两穴用针点刺出血，以皮肤微微出血为度，之后拔罐，以局部有少量血点冒出皮肤为度。余穴采用单纯拔罐法，留罐10分钟，每日1次，10次为1个疗程。

（3）血热：刺络拔罐法。曲池、大椎及隐白三穴用针点刺出血，出血量以3～5毫升为度，余穴拔罐，留罐10分钟，每日1次，10次为1个疗程。

◎ 取穴定位

（1）肾虚：肾俞、气海、关元、三阴交、照海。

（2）气滞血瘀：膈俞、肝俞、期门、中极、血海。

（3）血热：大椎、曲池、中极、三阴交、隐白。

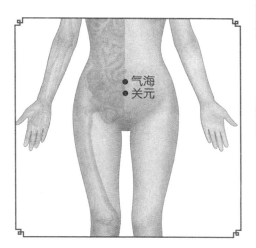

肾俞

在第二腰椎棘突下，旁开1.5寸处。

气海

在下腹部正中线上，当脐下1.5寸处。

关元

在下腹部正中线上，当脐下3寸处。

三阴交

在小腿内侧，当足内踝尖上3寸，胫骨内侧缘后方。

照海

在足内踝下缘凹陷中。

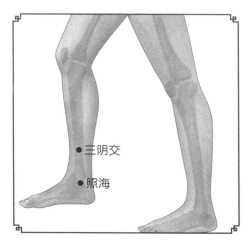

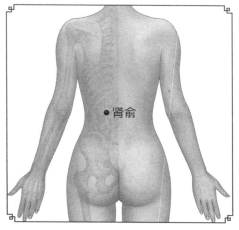

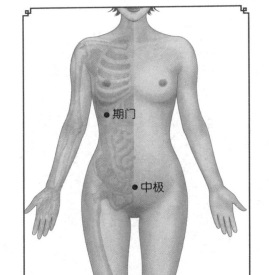

期门

在乳头直下，第六肋间隙，前正中线旁开4寸处。

中极

在下腹部正中线上，当脐下4寸处。

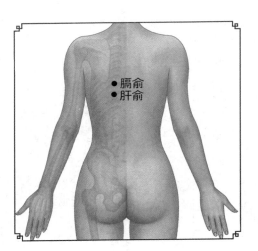

膈俞

在第七胸椎棘突下，旁开1.5寸处。

肝俞

在第九胸椎棘突下，旁开1.5寸处。

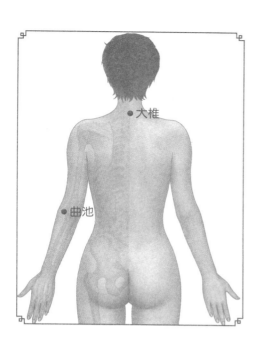

大椎

后正中线上，在第七颈椎棘突下凹陷中。

曲池

屈肘成直角，在肘横纹桡侧端与肱骨外上髁连线中点处。

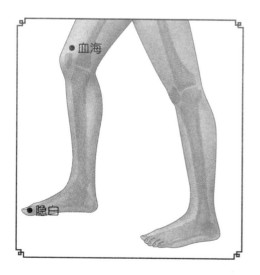

血海

屈膝，在髌骨内上缘上2寸处。

隐白

在足大趾末节内侧，趾甲角旁0.1寸处。

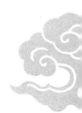

小儿疳积

小儿疳积是一种多见于1～5岁儿童的疾病。主要是由于喂养不当，或寄生虫病等导致儿童脾胃受损，从而表现出全身虚弱、消瘦、面黄发枯等病症。它与麻疹、惊风、天花并称为儿科四大症。

◎ 致病因素

婴幼儿时期脏腑娇嫩，机体的生理功能未成熟完善，而生长发育迅速，对水谷精微的需要量大，容易产生生理上的"脾常不足"。哺食过早，甘肥、生冷食物吃得太多，就会出现消化功能紊乱，产生病理上的脾气虚损而发生疳积。这类疳积和古代所说的"疳积"有了明显的区别，现在小儿疳积主要是由于近来独生子女增多，家长们又缺乏喂养知识，盲目地加强营养，反而加重了脾运的负荷，伤害了脾胃之气，耗伤气血津液，滞积中焦，使食欲下降、营养缺乏，故现在的疳积多由营养失衡造成。

◎ 拔罐方法

先取上脘穴施以单纯罐法，将罐吸拔于穴位上，留罐5～10分钟，然后用针点刺四缝、鱼际二穴至微出血。再在背部脊柱两侧施以走罐，至皮肤潮红为止。以上方法，隔日1次。

◎ 注意事项

（1）重视母乳喂养，不宜过早断奶。

（2）饮食多样化，切记不可挑食暴食，忌食生冷油腻以及各种高蛋白、高脂肪、高热量的食物，以免引起营养失衡。

（3）减少感冒、发热及腹泻便秘的发病频率。

（4）讲究卫生，改变小儿吮手等不良习惯。

◎ 取穴定位

上脘、四缝、鱼际，以及背部膀胱经循行路线。

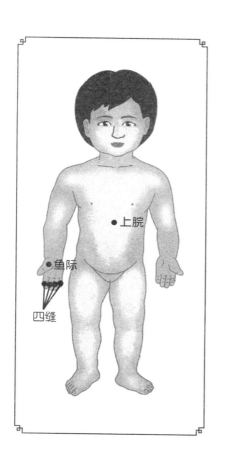

上脘

在上腹部前正中线上，当脐中上5寸处。

鱼际

第一掌骨桡侧中点赤白肉际处。

四缝

位于第二～五指掌面，第一、二节横纹中央。

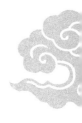

小儿消化不良

小儿消化不良是常见的一种消化道疾病，以夏、秋季最多。本病可归属于中医学的『泄泻』等病证范畴。主要表现为大便次数增多，大便稀薄呈黄绿色，带有不消化乳食及黏液。

◎ 致病因素

西医学认为，小儿消化不良是由饮食不当或者肠道疾病引起的肠胃功能紊乱，或者是由于滥用抗生素导致肠道内菌群失调（正常的细菌被抑制繁殖，如乳酸杆菌受到抑制，杂菌却大量生长繁殖）等导致，可由特发性、先天性、炎症性、传染性或胰腺疾病引起，也可继发于多种全身性疾病。另外，天气变冷、机体抵抗力降低、卫生习惯不良、肚子受凉等，都可能会引起小儿消化不良。

◎ 拔罐方法

取（1）组穴，施以单纯罐法或温水罐法（加姜汁、蒜汁），将罐吸拔在穴位上，留罐2～5分钟；或每个穴位闪罐10次左右，每日1次。或取神阙穴，采用温水罐法或涂姜汁罐法，留罐2～5分钟，每日1次。

◎ 注意事项

（1）培养良好的饮食及卫生习惯。

（2）饭前便后勤洗手，所吃食物要新鲜清洁。

◎ 取穴定位

（1）天枢、气海、关元、大肠俞、气海俞、关元俞。

（2）神阙。

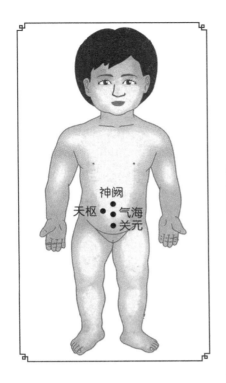

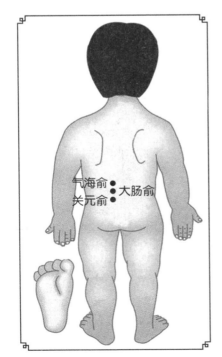

神阙

在肚脐中央。

天枢

在腹中部,当脐中旁开2寸处。

气海

在下腹部正中线上,当脐下1.5寸处。

关元

在下腹部正中线上,当脐下3寸处。

大肠俞

在第四腰椎棘突下,旁开1.5寸处。

气海俞

在第三腰椎棘突下,旁开1.5寸。

关元俞

在第五腰椎棘突下,旁开1.5寸处。

小儿厌食

小儿厌食是指在排除其他急慢性消化系统疾病的情况下，由于饮食不节制，或喂养不当等原因，致使孩子脾胃受损，消化系统出现问题，从而引起的食欲减退，食量减少。它是一种症状，并非一种独立的疾病。小儿一般指的是3～6岁的孩童。

◎ **致病因素**

不良的饮食习惯通常是厌食的主要原因，高蛋白、高糖的食物使儿童食欲下降；两餐之间随意吃糖果、点心、花生、瓜子等零食，以及吃饭不定时、生活不规律都影响食欲；夏季天气过热，湿度过高，以及食用过多的冷饮都会影响消化液的分泌，从而影响食欲。

◎ **拔罐方法**

（1）留罐法：取第一组穴位，每次于腹部穴位和背部俞穴各选2～3个，以闪罐法将罐吸拔于穴上，留罐10～15分钟。或取第二组穴位，先于督脉及膀胱经循行线涂润滑介质，用闪罐法将罐吸拔于大椎及风门二穴，由上及下走罐数次，再将罐吸拔于大椎穴和脾俞、胃俞、肝俞三穴，留罐10～15分钟。

（2）针罐法：第一组穴位每次任选2穴，加上第三组足三里穴，局部常规消毒后，用毫针施以补泻手法，得气则止，不留针。再取第三组四缝穴以针点刺，挤出少许黏液。继而将罐以留罐法吸拔于第一组所取穴位，留罐10分钟。

◎ **注意事项**

要防止小儿厌食，从小就要养成良好的饮食习惯，4个月以内的婴儿最好采用母乳喂养。

保持轻松愉快的进食情绪，即让孩子在愉快心情下摄食。即使有几次小儿进食不好，也不要着急，不要以威胁、恐吓的方式逼小儿进食，也不要乞求小儿进食。

◎ **取穴定位**

（1）天枢、气海、脾俞、胃俞、肝俞。

（2）大椎、十二俞穴。

（3）四缝、足三里。

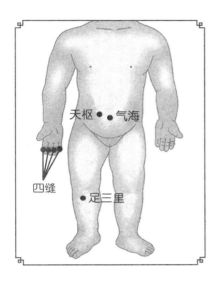

天枢

在腹中部，当脐中旁开2寸处。

气海

在下腹部正中线上，当脐下1.5寸处。

脾俞

在第十一胸椎棘突下，旁开1.5寸处。

胃俞

在第十二胸椎棘突下，旁开1.5寸处。

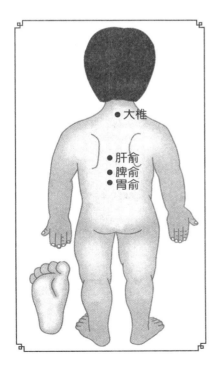

肝俞

在第九胸椎棘突下，旁开1.5寸处。

大椎

后正中线上，在第七颈椎棘突下凹陷中。

四缝

位于第二～五指掌面，第一、二节横纹中央。

足三里

在小腿前外侧，当犊鼻下3寸，距胫骨前缘1横指处。

小儿遗尿

尿的情况。

小儿遗尿是指3岁以上的孩子仍不能从睡眠中醒来自觉排尿或白天不能控制排

◎ 致病因素

小儿遗尿表现为小儿不自觉地排尿，俗称"尿床"。常见于3岁以上的小儿。

◎ 拔罐方法

每次取1组穴，采用单纯罐法或出针罐法。若属寒，症见面色无华、精神不振、少气倦怠、尿频、尿色清而量多、肢体欠温喜暖、腰膝酸软等，宜选用艾灸罐或姜艾灸罐法，将罐吸拔于穴位上，留罐15分钟，1～2日1次。待有明显疗效后，改为3～4日1次。亦可只取神阙穴，采用单纯罐法，留罐3～5分钟，1～2日1次。

◎ 注意事项

在治疗期间家长要配合医生治疗，培养孩子按时排尿的习惯。夜间家长要定时叫醒患儿起床排尿，有助于提高疗效。同时注意临睡前少饮水，并排空小便。家长要消除孩子的紧张、恐惧心理，树立信心和勇气，不要因尿床而打骂孩子。

◎ 取穴定位

（1）肺俞、膀胱俞、气海。

（2）命门、关元俞、腰阳关、关元。

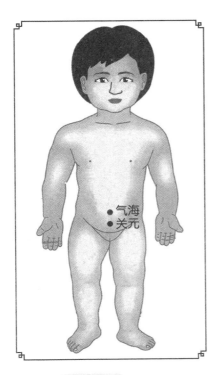

肺俞

在第三胸椎棘突下，旁开1.5寸处。

膀胱俞

在第二骶椎棘突下，旁开1.5寸，平第二骶后孔处。

气海

在下腹部正中线上，当脐下1.5寸处。

命门

在第二腰椎棘突下凹陷中。

关元俞

在第五腰椎棘突下，旁开1.5寸处。

腰阳关

在后正中线上，第四腰椎棘突下凹陷中，约与髂嵴相平。

关元

在下腹部正中线上，当脐下3寸处。

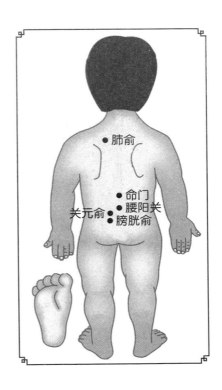

慢性鼻炎

慢性鼻炎是常见的多发病。一般将鼻黏膜的慢性充血肿胀称为慢性单纯性鼻炎，以间歇性两侧交替性鼻塞为主要症状。发展为鼻黏膜和鼻甲骨的增生肥厚后称为慢性肥厚性鼻炎，此时鼻塞较重，多为持续性。本病属中医的"鼻渊""鼻鼽""鼻槁"等病证范畴。

◎ 致病因素

导致慢性鼻炎的原因有很多，主要是由于用药不当，以及其他疾病而引发的并发症等。

急性鼻炎反复发作，没有得到及时、有效、彻底的治疗，或邻近病灶长期刺激和影响，鼻黏膜受到烟尘、花粉、有害气体、物理或化学因子的长期刺激与损害，全身长期慢性疾病，内分泌失调，抽烟酗酒等，均可造成慢性鼻炎。

◎ 症状分类

（1）风邪犯肺：多见于发病初期或长期鼻炎因外感而急性发作，鼻塞，涕多白黏清稀或微黄，伴头痛、咳嗽、咳痰、喷嚏不断、鼻痒。

（2）胆经热盛：鼻塞头痛，鼻涕为黄色，黏稠如脓样且量多，有臭味，同时身体燥热，口渴，大便干燥。

◎ 拔罐方法

（1）风邪犯肺：艾灸闪罐法。用艾条对下述各穴行温和灸15分钟，以皮肤感觉温热、舒适为度，之后每穴（除印堂外）闪罐20～30次，每日1次，5次为1个疗程。

（2）胆经热盛：刺络拔罐法。用针对下述中各穴轻轻叩刺，至皮肤发红或微微出血止；之后，在风池、胆俞、曲池三穴上拔罐，留罐5分钟，每日1次，2次为1个疗程。

◎ 注意事项

（1）在炎热的夏季，要注意食用冰凉饮料方法且不宜过量食用。

（2）鼻塞时不可强行擤鼻，以免引起鼻腔毛细血管破裂而发生鼻出血，亦可防止带菌黏液逆入鼻咽部并发中耳炎。

◎ 取穴定位

（1）风邪犯肺：印堂、风池、风门、曲池、合谷。

（2）胆经热盛：上星、迎香、风池、胆俞、曲池、侠溪。

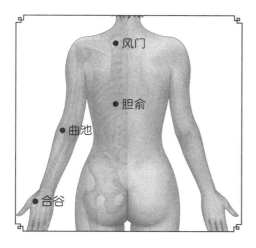

印堂

在两眉头连线中点处。

风池

在胸锁乳突肌与斜方肌上端之间凹陷中与风府穴相平处。

风门

在第二胸椎棘突下，旁开1.5寸处。

曲池

屈肘成直角，在肘横纹桡侧端与肱骨外上髁连线中点处。

合谷

在手背，第一、二掌骨间，当第二掌骨中点桡侧。

上星

在前发际正中直上1寸处。

迎香

人体的面部，在鼻翼旁开约1厘米皱纹中。

胆俞

在第十胸椎棘突下，旁开1.5寸处。

侠溪

在足背第四、五趾间缝纹端处。

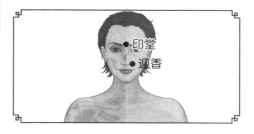

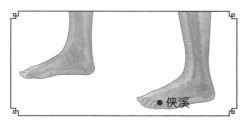

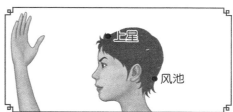

鼻出血

鼻出血，是指由于鼻孔内的毛细血管脆弱，血管受到破坏后，血液从鼻孔里流出，是一种医学上的疑难病症，学名鼻衄。它不是独立的疾病，而是多种疾病的一种伴随症状，可以发生在鼻腔的任何部位。其中鼻中隔前下区最为常见，该部位有时会出现喷射性或搏动性小动脉出血。而鼻腔后部的出血一般会迅速流入咽部再从口中吐出。

◎ **致病因素**

（1）鼻腔病变：鼻出血大多是由于鼻腔病变引起，少数是由于全身疾病引起的，如外伤、鼻部疾病、肿瘤、鼻腔异物、鼻腔水蛭、血液性疾病、血管疾病等。

（2）气候原因：天气干燥、气温较高也可能引起鼻出血。

◎ **症状分类**

（1）肺热：鼻出血呈点滴渗出，血色鲜红，伴有鼻塞、口鼻干燥、咳嗽，或有发热。

（2）胃热：鼻中出血量多，血色深红，身热烦躁，口渴口臭，牙齿出血，大便秘结。

◎ **拔罐方法**

（1）肺热：尺泽、少商二穴用针点刺出血，出血量以2～3毫升为宜。其余穴位用闪罐法，每穴闪罐20～30次，每日1次，2次为1个疗程。

（2）胃热：内庭、厉兑二穴用针点刺出血。曲池穴用针轻轻叩刺，至皮肤微微出血止，之后采用闪罐法，每穴闪罐20～30次，每日1次，2次为1个疗程。

◎ **注意事项**

（1）控制剧烈活动，避免鼻外伤。少做擤鼻涕、挖鼻孔等动作，避免因损伤鼻黏膜血管而出血。

（2）高血压的人有流鼻血的倾向。应采取低脂、低胆固醇的饮食。鼻出血时头部应该保持正常竖立或稍向前倾的姿势，而不应该头部上仰。左鼻孔流血举起右手臂，右鼻孔流血举起左手臂，数分钟后即可止血。

◎ 取穴定位

（1）肺热：大椎、尺泽、孔最、合谷、少商。

（2）胃热：曲池、支沟、合谷、内庭、厉兑。

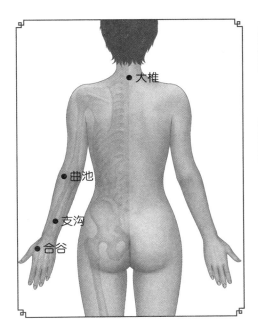

大椎

后正中线上，在第七颈椎棘突下凹陷中。

尺泽

在肘横纹中，肱二头肌腱桡侧凹陷处。

孔最

在前臂掌面桡侧，尺泽与太渊连线上，当腕横纹上7寸处。

合谷

在手背，第一、二掌骨间，当第二掌骨中点桡侧。

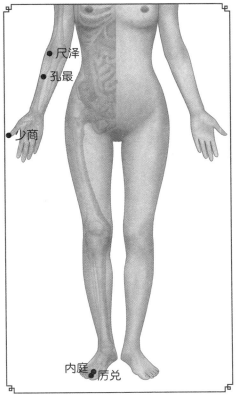

少商

在手拇指末节桡侧，距指甲角0.1寸。

曲池

屈肘成直角，在肘横纹桡侧端与肱骨外上髁连线中点处。

支沟

在阳池与肘尖连线上，腕背横纹上3寸，尺骨与桡骨之间。

内庭

在足背，当第二、三趾间缝纹端赤白肉际处。

厉兑

在足第二趾末节外侧，趾甲角旁0.1寸（指寸）处。

慢性咽炎

慢性咽炎主要是由于急性呼吸道疾病治疗不彻底或反复发作，继而转为慢性咽炎，或因为患各种鼻部疾病，或因为各种不良习惯，如长期张口呼吸等，又或是因为物理、化学因素及颈部放射治疗等经常刺激咽部而导致。慢性咽炎多发于成年人，并且常常伴有一些上呼吸道疾病。

◎ 致病因素

长期张口呼吸、发声不当、用声过度或骤然大声喊叫；长时间待在干燥环境中，以及物理、化学因素及颈部放射治疗等经常刺激咽部而引起咽炎。也可由急性喉炎反复发作或失治误治而致。吸入有害的工业气体、化学粉尘或吸烟过度，鼻、咽、鼻窦的感染病灶长期对咽部的慢性刺激，也是引发慢性咽炎的病因中的常见因素。

◎ 症状分类

中医一般将慢性咽炎分为肺胃有热和肺肾亏虚两类。

（1）肺胃有热：咽喉红肿疼痛，咽干咽痒，声音嘶哑，伴有发热头痛、烦渴、口臭、咳痰黄稠、腹胀便秘、小便黄赤。

（2）肺肾亏虚：咽喉稍见红肿，咽干咽痒，色暗红，疼痛较轻，伴口干舌燥、手足心发热、入夜症状加重，或有烦躁失眠、耳鸣。

◎ 拔罐方法

（1）肺胃有热：刺络拔罐法。用针在下述"取穴定位"（1）中各穴位轻轻叩刺，至皮肤发红或微微出血止，再在天突、曲池、丰隆三穴上拔罐，留罐5分钟，每日1次，10次为1个疗程。

（2）肺肾亏虚：单纯闪罐法。下述"取穴定位"（2）中各穴闪罐，每穴闪罐20～30次，每日1次，5次为1个疗程。

◎ 注意事项

加强身体锻炼，增强体质，预防呼吸道感染；积极治疗咽部周围器官的疾病；合理安排生活，保持心情舒畅；保持室内的温度和湿度合适，空气新鲜，少开空调。

◎ 取穴定位

（1）肺胃有热：天突、曲池、少商、丰隆、内庭。

（2）肺肾亏虚：天突、鱼际、太溪、照海。

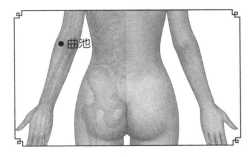

天突

在颈部前正中线上，当胸骨上窝中央。

曲池

屈肘成直角，在肘横纹桡侧端与肱骨外上髁连线中点处。

少商

在手拇指末节桡侧，距指甲角0.1寸。

丰隆

在小腿前外侧，当外踝尖上8寸，条口外，距胫骨前缘2横指。

内庭

在足背，当第二、三趾间缝纹端赤白肉际处。

鱼际

第1掌骨桡侧中点赤白肉际处。

太溪

在足内踝尖与跟腱之间的凹陷处。

照海

在足内踝下缘凹陷中。

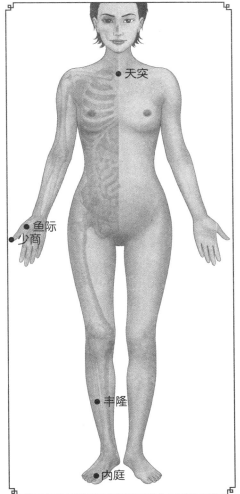

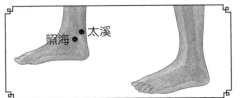

梅尼埃病

梅尼埃病又称内耳眩晕，是由于内耳膜迷路发生积水，从而导致发作性眩晕、耳鸣、耳聋、头内胀痛等症状的疾病。多次发作后听力减退，至完全耳聋时，迷路功能消失，眩晕发作即可终止。

◎ 致病因素

（1）内耳血液循环障碍。

（2）先天性发育异常、先天性解剖异常，如耳发育不良。

（3）内分泌紊乱和代谢异常。

（4）颅脑外伤。

（5）内耳免疫反应。

（6）情志不畅、忧思恐惧、过度疲劳也可能成为诱因。

◎ 拔罐方法

每次选取7个穴位。用针轻轻叩刺风池、中脘、丰隆、肾俞、气海等穴，再在所选穴位进行拔罐，病重留针留罐1.5小时，病轻留罐1小时，到出水疱为止。取下罐和针，用针刺破水疱，让水湿排出体外，用无菌棉球或卫生纸盖在出水处。第二天用同样的方法继续拔出水处，一直拔到水出尽为止。每日1次，10次为1个疗程。

◎ 取穴定位

风池、太冲、翳风、听宫、内关、合谷、足三里、中脘、列缺。

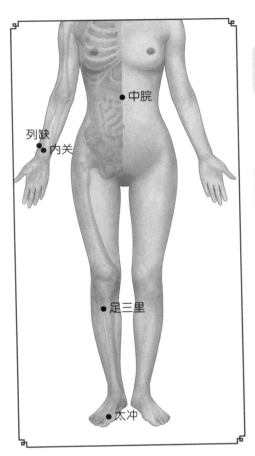

风池

在胸锁乳突肌与斜方肌上端之间凹陷中与风府穴相平处。

太冲

在足背第一、二跖骨接合部前凹陷中。

翳风

在耳垂后方，当乳突与下颌角之间的凹陷处。

听宫

在耳屏前，下颌骨髁状突的后缘，张口呈凹陷处。

内关

在腕横纹上2寸，掌长肌腱与桡侧腕屈肌腱之间。

合谷

在手背，第一、二掌骨间，当第二掌骨中点桡侧。

足三里

在小腿前外侧，当犊鼻下3寸，距胫骨前缘1横指处。

中脘

在上腹部正中线上，当脐上4寸处。

列缺

在前臂桡侧缘，桡骨茎突上方，腕横纹上1.5寸处。

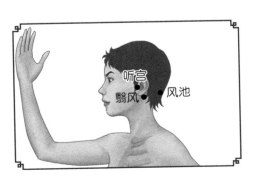

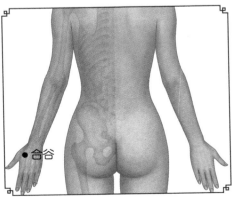

复发性口腔溃疡

舌缘、舌腹、颊部、软腭和腭弓等部位多见。多发生于青壮年，一般女性多于男性。

发性口腔溃疡一年四季均可能发生，可能出现于口腔黏膜的任何部位，以唇内侧、舌尖、

医学上把口腔溃疡反复的发作称为复发性口腔溃疡，是一种最常见的口腔黏膜病。复

◎ 致病因素

（1）复发性口腔溃疡具有遗传性，患者的父母可能患有复发性口腔溃疡。

（2）可能由胃溃疡、十二指肠溃疡、慢性肝炎等一些疾病引起。

（3）自身抵抗力差，有其他慢性病则可能会患上此病。

◎ 症状分类

中医一般将复发性口腔溃疡分为心火上炎、阴虚火旺和气血两虚三型。

（1）心火上炎：舌部生疮，疼痛显著，心烦失眠，小便黄赤，舌尖红赤。

（2）阴虚火旺：此类溃疡反复发作，灼热疼痛，口燥咽干，五心烦热，失眠，舌红、少苔，脉细数。

（3）气血两虚：此类溃疡大多因劳累诱发或加重，黏膜为白色，病痛较轻，精神疲劳且乏力，头晕目眩，心悸气短。

◎ 拔罐方法

三型病均采用单纯闪罐法。每次留罐10~20分钟，每日或2~3日1次。

◎ 取穴定位

（1）心火上炎：大椎、曲池。

（2）阴虚火旺：身柱、三阴交。

（3）气血两虚：足三里、三阴交。

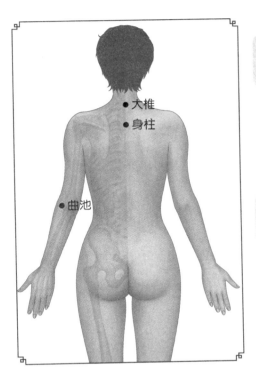

大椎

后正中线上，在第七颈椎棘突下凹陷中。

曲池

屈肘成直角，在肘横纹桡侧端与肱骨外上髁连线中点处。

身柱

后正中线上，在第三胸椎棘突下凹陷中。

三阴交

在小腿内侧，当足内踝尖上3寸，胫骨内侧缘后方。

足三里

在小腿前外侧，当犊鼻下3寸，距胫骨前缘1横指处。

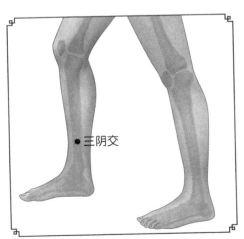

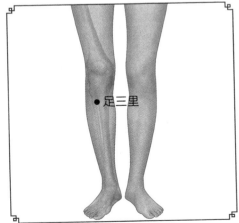

耳鸣耳聋

耳鸣是指患者自己感觉耳内有风声、潮声等声音。耳聋是指听力不同程度的下降，甚至是消失。耳鸣发生时可能伴有耳聋，严重的会影响听力甚至转化为耳聋。

◎ 致病因素

（1）长期生活在噪声环境下或者有毒空气中。

（2）压力过大导致精神紧张。

（3）经常掏耳朵而伤害到耳朵会导致耳鸣耳聋。

（4）长期抽烟喝酒，无良好生活规律。

◎ 症状分类

中医上通常把耳鸣耳聋归为两类，即风热侵袭和肝胆火旺。

（1）风热侵袭：起病迅速，因风热侵袭突发耳鸣耳聋，同时有鼻塞流涕、头痛、耳胀闷，或有恶寒、发热。

（2）肝胆火旺： 情志抑郁或恼怒之后，突发耳聋，伴偏头痛、口苦、鼻咽发干、便秘、尿黄、面红目赤、易怒。

◎ 拔罐方法

（1）风热侵袭：闪罐法。每穴闪罐20～30次，每日1次，5次为1个疗程。

（2）肝胆火旺：刺络闪罐法。用针对下述"取穴定位"（2）中各穴轻轻叩刺，至皮肤微微出血为止，再用闪罐法，每个穴位闪罐20～30次，每日1次，5次为1个疗程。

◎ 注意事项

（1）避免水、泪进入耳内，擤鼻涕时用手指交替压紧两鼻翼释出。

（2）保持心情平和，不大喜大悲，不暴怒暴怨。

（3）加强营养，劳逸结合，睡眠充足，节制房事。

（4）避免接触有高分贝噪声的环境。

◎ 取穴定位

（1）风热侵袭：风池、大椎、风门、下关、支沟、外关。

（2）肝胆火旺：曲池、支沟、外关、行间、太冲。

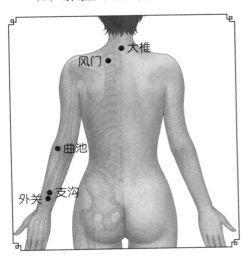

风池

在胸锁乳突肌与斜方肌上端之间凹陷中与风府穴相平处。

大椎

后正中线上，在第七颈椎棘突下凹陷中。

风门

在第二胸椎棘突下，旁开1.5寸处。

下关

在面部耳前方，当颧弓与下颌切迹所形成的凹陷中。

支沟

在阳池与肘尖连线上，腕背横纹上3寸，尺骨与桡骨之间。

外关

在阳池与肘尖的连线上，腕背横纹上2寸，尺骨与桡骨之间。

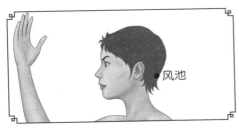

曲池

屈肘成直角，在肘横纹桡侧端与肱骨外上髁连线中点处。

行间

在足背第一、二趾间缝纹端处。

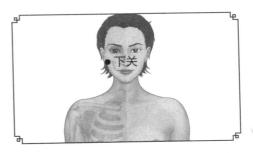

太冲

在足背第一、二跖骨结合部前凹陷中。

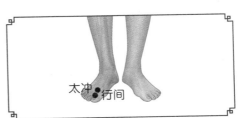

痤疮

痤疮俗称青春痘、粉刺、暗疮，中医古代称面疮、酒刺。是皮肤科最为常见的病种之一，是一种毛囊皮脂腺的慢性炎症性疾病。痤疮通常从体内开始分泌性激素的青春期开始，故青春期人群发病较多，一般发于面部、背部、胸部等皮脂腺丰富的部位。

◎ 致病因素

遗传因素、青春期、使用化妆品不当、生活作息不正常，导致内分泌失调，或过量食用脂肪、糖类，消化不良等，均可导致痤疮。

◎ 症状分类

（1）肺经蕴热：粉刺初起，红肿疼痛，面部瘙痒，可有口干口渴，小便黄，大便干燥。

（2）胃肠湿热：粉刺此起彼伏，连绵不断，可以挤出黄白色碎米粒样脂栓，或有脓液，颜面出油光亮，伴口臭口苦，食欲时好时坏，大便黏滞不爽。

（3）瘀血阻滞：痤疮日久，粉刺、脓包都有，质地坚硬难消，触压有疼痛感，或者颜面凹凸如橘子皮，女性可有月经量少、痛经、经期痤疮加重等症状。

◎ 拔罐方法

（1）肺经蕴热：刺络拔罐法。大椎、肺俞二穴用针轻轻叩刺，至皮肤微微出血止，之后再在大椎、肺俞二穴上拔罐，以有较多血点冒出皮肤为度。余穴用单纯拔罐法，留罐10分钟，每日1次，3次为1个疗程。

（2）胃肠湿热：刺络拔罐法。曲池、内庭二穴用针轻叩刺，至皮肤微微出血止；之后在曲池穴上拔罐，以有较多血点冒出皮肤为度。余穴用单纯拔罐法，留罐10分钟，每日1次，3次为1个疗程。

（3）瘀血阻滞：刺络拔罐法。膈俞、委中、太冲三穴用针轻叩刺，至皮肤微微出血止；之后在膈俞、委中二穴上拔罐，以有较多血点冒出皮肤为度。余穴用单纯拔罐法，留罐10分钟，每日1次，3次为1个疗程。

◎ 取穴定位

（1）肺经蕴热：大椎、风门、肺俞、曲池、合谷。

（2）胃肠湿热：大肠俞、天枢、曲池、合谷、内庭。

（3）瘀血阻滞：膈俞、合谷、血海、委中、太冲。

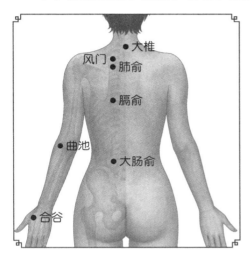

大椎

后正中线上，在第七颈椎棘突下凹陷中。

风门

在第二胸椎棘突下，旁开1.5寸处。

肺俞

在第三胸椎棘突下，旁开1.5寸处。

曲池

屈肘成直角，在肘横纹桡侧端与肱骨外上髁连线中点处。

合谷

在手背，第一、二掌骨间，当第二掌骨中点桡侧。

大肠俞

在第四腰椎棘突下，旁开1.5寸处。

血海

屈膝，在髌骨内上缘上2寸处。

委中

在腘横纹中点，当股二头肌肌腱与半腱肌肌腱的中间。

天枢

在腹中部，当脐中旁开2寸处。

内庭

在足背，当第二、第三趾间缝纹端赤白肉际处。

太冲

在足背第一、二跖骨结合部前凹陷中。

膈俞

在第七胸椎棘突下，旁开1.5寸处。

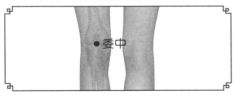

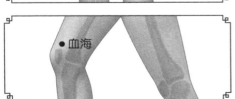

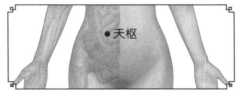

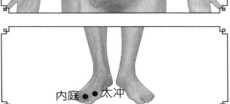

荨麻疹

荨麻疹俗称『风团』『风疹团』。以其发作时间可分为『急性』和『慢性』两种。急性病患者约占1/3，通常是因食物过敏引起，如许多人会因对海鲜食物过敏而产生急性荨麻疹，通常在治疗几天后就会好转。

◎ 致病因素

（1）食物：一些刺激性的食物，如鱼、虾、蟹、蛋等。

（2）药物：青霉素，血清制剂，各种疫苗等。

（3）感染：各种感染因素均可引起本病。

（4）吸入物：花粉、灰尘、动物皮屑、烟雾、真菌孢子等。

（5）物理因素：冷、热、日光、摩擦及压力等物理和机械性刺激。

（6）动物及植物因素：昆虫叮咬，毒毛刺入，接触荨麻、羊毛等。

（7）其他因素：内脏和全身性疾病、精神因素、遗传因素等。

◎ 症状分类

中医上一般把荨麻疹分为风热和血虚两型。

（1）风热：发病急，风团为红色，灼热且有剧痒；同时有发热、恶寒、咽喉肿痛、心烦、口渴、胸闷、腹痛、恶心等症状。

（2）血虚：皮疹反复发作，发病时间较长，在午后或夜间加剧，神疲乏力，不思饮食，睡眠差，口干不思饮，手足心热。

◎ 拔罐方法

（1）风热：闪罐法、刺络拔罐法。神阙穴用闪罐法。大椎、曲池二穴用针轻叩刺，以皮肤微微出血为度；之后拔罐，至有较多血点冒出皮肤止。余穴用单纯拔罐法，留罐10分钟，每日1次，3次为1个疗程。

（2）血虚：闪罐法、灸罐法。神阙穴用闪罐法。余穴用艾条进行温和灸，至皮肤感觉温热、舒适为止，后留罐10分钟，每日1次，3次为1个疗程。

◎ 取穴定位

（1）风热：大椎、风门、肺俞、膈俞、曲池、神阙、血海。

（2）血虚：风门、脾俞、胃俞、神阙、血海、足三里。

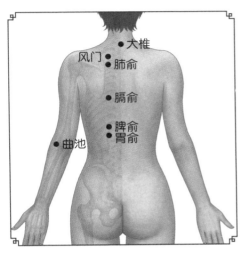

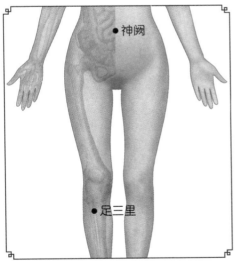

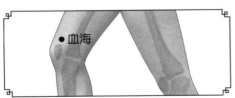

大椎

后正中线上，在第七颈椎棘突下凹陷中。

风门

在第二胸椎棘突下，旁开1.5寸处。

肺俞

在第三胸椎棘突下，旁开1.5寸处。

膈俞

在第七胸椎棘突下，旁开1.5寸处。

曲池

屈肘成直角，在肘横纹桡侧端与肱骨外上髁连线中点处。

神阙

在肚脐中央。

血海

屈膝，在髌骨内上缘上2寸处。

脾俞

在第十一胸椎棘突下，旁开1.5寸处。

胃俞

在第十二胸椎棘突下，旁开1.5寸处。

足三里

在小腿前外侧，当犊鼻下3寸，距胫骨前缘1横指处。

神经性皮炎

神经性皮炎又称慢性单纯性苔藓，是一种局限性皮肤神经功能障碍性皮肤病，以阵发性剧烈瘙痒、皮肤苔藓样变为特征。

◎ 致病因素

（1）精神因素：被认为是神经性皮炎发病的主要诱因，如情绪波动、精神过度紧张、焦虑不安、生活环境突然变化等。

（2）局部刺激：如衣领过硬而引起的摩擦、化学物质刺激、昆虫叮咬、阳光照射、搔抓等。

（3）其他：如胃肠道功能障碍、内分泌系统功能异常、体内慢性病灶感染而导致的过敏。

◎ 症状分类

中医一般将神经性皮炎分为血虚风燥、阴虚血燥、肝郁化火和风热蕴阻四型。

◎ 拔罐方法

在病灶区逐步上罐至排满为止，留罐30分钟，按病灶区的范围选择适合的大小罐具。其余穴位用单纯拔罐法，留罐15～20分钟。一般每日1次，不计疗程。

◎ 注意事项

（1）保持有规律的生活和良好的睡眠质量。

（2）保持心情放松。烦躁易怒、焦虑不安等不良精神因素都会引发和加重病情。

（3）剪短指甲，防止皮肤被搔抓破之后引起继发感染。

（4）内衣应当选择棉质宽松、柔软的材质。

（5）养成良好的卫生习惯，搞好个人卫生。

◎ 取穴定位

常用风池、大椎、曲池、委中、膈俞等穴及病灶区。

（1）血虚风燥：加脾俞、血海。

（2）阴虚血燥：加太溪、血海。

（3）肝郁化火：加行间、侠溪。

（4）风热蕴阻：加合谷、外关。

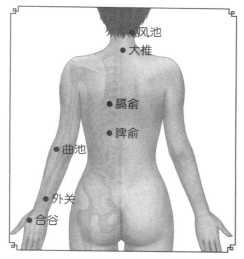

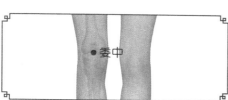

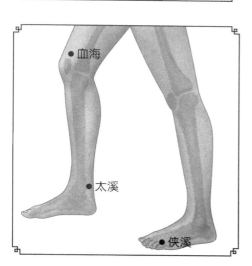

大椎
后正中线上，在第七颈椎棘突下凹陷中。

曲池
屈肘成直角，在肘横纹桡侧端与肱骨外上髁连线中点处。

委中
在腘横纹中点，当股二头肌肌腱与半腱肌肌腱的中间。

膈俞
在第七胸椎棘突下，旁开1.5寸处。

脾俞
在第十一胸椎棘突下，旁开1.5寸处。

血海
屈膝，在髌骨内上缘上2寸处。

太溪
在足内踝尖与跟腱之间的凹陷处。

行间
在足背第一、二趾间缝纹端处。

侠溪
在足背第4、5趾间缝纹端处。

合谷
在手背，第一、二掌骨间，当第二掌骨中点桡侧。

风池
在胸锁乳突肌与斜方肌上端之间凹陷中与风府穴相平处。

外关
在阳池与肘尖的连线上，腕背横纹上2寸，尺骨与桡骨之间。

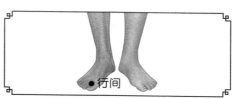

湿疹

湿疹是一种常见的过敏性炎症性皮肤病，一般认为与变态反应有一定的关系。可在任何季节发于任何年龄及任何部位，但以冬季发病居多。且近年来随着气候环境的变化，湿疹的发病率呈上升趋势。

◎ 致病因素

遗传因素、环境因素、感染因素、饮食因素、药物因素，以及疲劳、紧张、抑郁、失眠、潮湿、内分泌失调等都是湿疹发生的原因。

◎ 症状分类

中医一般将湿疹分为脾虚、血虚、湿热三型。

（1）脾虚：皮肤黯淡不红，湿疹如水疱，隐在皮肤内，只有搔抓才见渗水，后期干燥脱屑。多见面色差，饮食不香，胃口差，大便次数多且质地清稀，小便不黄，或有腹胀等脾胃症状。

（2）血虚：症见身起红丘疹为主，搔破出血，渗水不多，剧烈瘙痒可见搔痕累累，尤以夜间为主。

（3）湿热：发病迅速，皮肤灼热红肿，或见大片红斑，丘疹，水疱，渗水多，甚至黄水淋漓，质黏而有腥味，结痂后如松脂；可因瘙痒太甚而皮肤剥脱一层；大便偏干，小便黄。

◎ 拔罐方法

（1）脾虚：灸罐法。先用艾条点燃温灸各穴15分钟，以皮肤有温热感及人体感觉舒适为宜，之后吸拔火罐，留罐10分钟，每日1次，10次为1个疗程。

（2）血虚：单纯拔罐法，拔罐后留罐10分钟，每日1次，10次为1个疗程。

（3）湿热：刺络拔罐法。大椎、曲池二穴用针轻叩刺，至皮肤微微出血止，再接着拔罐，至有较多血点冒出皮肤止。其余穴位用单纯拔罐法，留罐10分钟，每日1次，3次为1个疗程。

◎ 取穴定位

（1）脾虚：脾俞、胃俞、足三里、三阴交。

（2）血虚：大椎、风门、肺俞、膈俞、血海。

（3）湿热：大椎、脾俞、曲池、血海、三阴交。

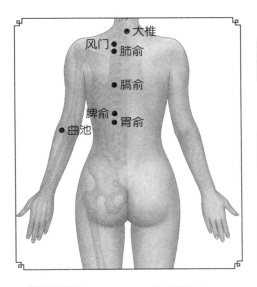

脾俞

在第十一胸椎棘突下，旁开1.5寸处。

胃俞

在第十二胸椎棘突下，旁开1.5寸处。

足三里

在小腿前外侧，当犊鼻下3寸，距胫骨前缘1横指处。

三阴交

在小腿内侧，当足内踝尖上3寸，胫骨内侧缘后方。

大椎

后正中线上，在第七颈椎棘突下凹陷中。

风门

在第二胸椎棘突下，旁开1.5寸处。

血海

屈膝，在髌骨内上缘上2寸处。

曲池

屈肘成直角，在肘横纹桡侧端与肱骨外上髁连线中点处。

肺俞

在第三胸椎棘突下，旁开1.5寸处。

膈俞

在第七胸椎棘突下，旁开1.5寸处。

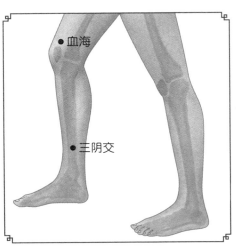

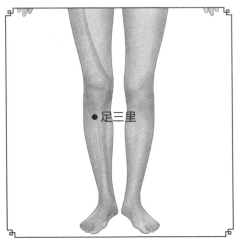

治疗肥胖

就是肥胖。

中医上把肥胖称为『肥人』或『形盛』。一定程度的明显超重与脂肪层过厚

◎ **症状分类**

中医把肥胖分为以下两类。

（1）体肥健壮，胃纳亢进，消谷善饥，面赤，苔多腻，舌质红，大便秘结，脉滑数。

（2）身体肥胖，尤其以面颊部为甚，肌肉松弛，神疲乏力，食欲不振，胸胁、腹部胀闷不适，小便量少，或见全身水肿、恶心呕吐。

◎ **拔罐方法**

（1）先用闪罐法依下述穴位施术，拔罐至潮红，再留罐15～20分钟，每周2～3次。

（2）单纯拔罐法，留罐15～20分钟，隔日1次。

◎ **注意事项**

（1）在拔罐期间，应合理安排饮食，进行饮食治疗，低盐饮食，避免摄食过多；营养适度，控制动物脂肪的摄入；戒除烟酒，改变吃零食及甜食的习惯。

（2）增加消耗，适当加大运动量，以消耗更多的热量。

（3）减肥需持之以恒，贵在坚持。

◎ **取穴定位**

（1）中脘、腰阳关、神阙、环跳、足三里。

（2）脾俞、中脘、气海、关元、足三里、丰隆。

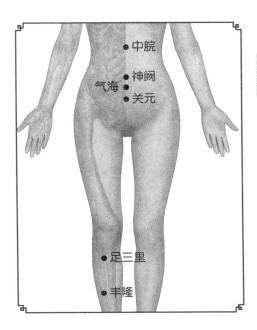

中脘

在上腹部正中线上，当脐上4寸处。

腰阳关

后正中线上，第四腰椎棘突下凹陷中，约与髂嵴相平。

脾俞

在第十一胸椎棘突下，旁开1.5寸处。

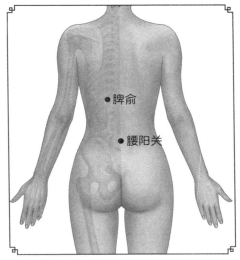

神阙

在肚脐中央。

环跳

侧卧屈股，在股骨大转子高点与骶管裂孔连线的外1/3与内2/3交界处。

足三里

在小腿前外侧，当犊鼻下3寸，距胫骨前缘1横指处。

气海

在下腹部正中线上，当脐下1.5寸处。

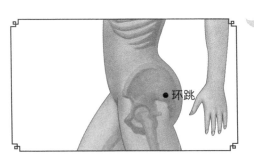

关元

在下腹部正中线上，当脐下3寸处。

丰隆

在小腿前外侧，当外踝尖上8寸，条口外，距胫骨前缘2横指。

排毒

毒素泛指来自身体外部的环境污染，如农药、化肥、食品添加剂、药物滥用、化学品、污染性悬浮颗粒等，它们通过消化道、呼吸道、皮肤等渠道侵入人体。还有来自身体自身新陈代谢产生的废物和毒素，如粪便、二氧化碳、重金属、自由基等。排毒就是把这些毒素排出体外，以增强机体免疫力，恢复健康状态。

◎ 致病因素

由于内分泌及代谢紊乱等原因，造成体内毒素堆积。当人体肠道毒素和血液毒素不能及时排出时就会积聚而毒害身体。

◎ 拔罐方法

先走罐，后放血，再拔罐。火罐优于气罐，火罐内的温度可以温通经络，祛风除湿、散寒止痛的效果非常好。而气罐没有温度，不能达到除风湿的效果，但用于放血比较好。

◎ 饮食调理

（1）要体内排毒系统运作正常，必须保持饮食均衡，喝足够分量的清水。

（2）多食芦荟、苦瓜、海带、冬菇、蜂蜜、黄瓜等食物，也可以有辅助排毒的效果。

◎ 注意事项

（1）患者要有舒适的体位，根据不同部位，选择不同大小的罐子，注意在肌肉丰满、富有弹性、没有毛发和没有骨骼凹凸的部位拔罐，以防掉罐。拔罐动作要做到稳、准、快。

（2）如出现烫伤小水疱可不必处理，任其自然吸收；如水疱较大或皮肤有破损，应先用消毒毫针刺破水疱，放出水液，或用注射器抽出水液，然后涂以甲紫，并以纱布包敷，保护创口。

（3）拔罐后不能马上洗澡。正确的洗澡时间是在拔罐后1～2小时，注意保暖，水温要热。

◎ 取穴定位

背部。

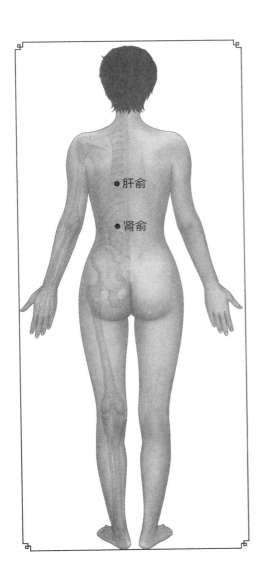

肝俞

在第九胸椎棘突下，旁开1.5寸处。

肾俞

在第二腰椎棘突下，旁开1.5寸处。

去除皱纹

无论是鱼尾纹、细纹或是法令纹，都是因为皮肤表皮层不均一的塌陷引起的，大约从35岁开始，皱纹产生并日趋明显。特别是皮肤更薄、纤维储备更少的眼周区域，更容易有鱼尾纹、眼睑松弛等问题的出现。

◎ **致病因素**

形成皱纹的原因很多，如精神因素、睡眠不足、暴晒、皮肤和肌肉组织营养不良、化妆品使用不当、吸烟、喝酒等，都可导致皱纹的出现。

◎ **症状分类**

（1）脾胃虚弱：面部皱纹过早出现，皮肤干燥、少润泽，面色苍白，体乏无力，少气懒言，食欲不振，腹胀便溏，女性多伴月经不调。

（2）肝肾阴虚：面部皱纹较深，面色晦暗缺少光泽，平时失眠多梦、腰膝酸软、小腿抽筋、五心烦热，男性可伴阳痿，女性可伴月经不调。

（3）肝郁气滞：平时经常眉头紧锁，皱纹早现，心情不畅、烦闷易怒，忧心忡忡、乳房胀痛、月经不调。

◎ **拔罐方法**

阳白穴用走罐法。先将罐体在阳白穴上拔牢，之后顺皱纹方向走罐，走罐时力度不能过大，往返走5～6遍，最后留罐在阳白穴上。其余穴位用留罐法，留罐时间不超过10分钟。

◎ **注意事项**

（1）减少化妆的时间。

（2）外出一定要注意防晒。

（3）保持充足睡眠：睡眠可以有效帮助肌肉放松。疲累产生的纹路在经过充足的睡眠休息后，可以获得良好的改善。

（4）减少过氧化物形成。少抽烟、少吃油炸食物等，都可以有效避免体内过氧化物的形成。

◎ 取穴定位

脾胃虚弱型、肝肾阴虚型和肝郁气滞型在拔罐时均选择阳白、颧髎、地仓三穴位进行拔罐。

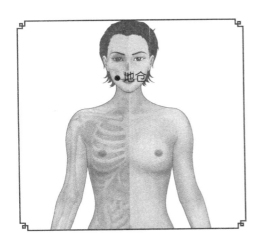

地仓

在面部口角外侧，上直对瞳孔。

阳白

在前额部，当瞳孔直上，眉上1寸处。

颧髎

在目外眦直下，颧骨下缘凹陷中。

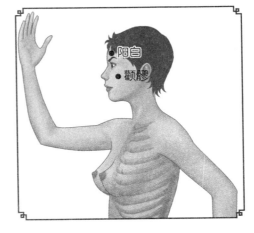

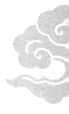

塑形减轻『将军肚』

女性肥胖从臀部开始一样，男性的脂肪大部分储存于腹部。

位越高衣服越厚，肚子越大，所以啤酒肚又被称为『将军肚』。正如

古代兵马俑的衣服是上片压下片，肩膀上面则是下片压上片，职

◎ 致病因素

不合理的饮食习惯：常饮酒，暴饮暴食，饭后立刻坐卧等。

极少运动导致脂肪堆积。

◎ 症状分类

中医一般将"将军肚"分为脾胃实热、湿浊内蕴和肾阳不足三种类型。

（1）脾胃实热：腹部膨大，结实，平素喜食辛辣油腻或煎、烤食品，喜烟酒，有口臭、大便干燥或习惯性便秘。

（2）湿浊内蕴：腹部脂肪较多、下坠，但肚皮松软，伴有神疲乏力、头沉身重、胸部满闷、少气懒言、身困肢肿、纳呆便溏。

（3）肾阳不足："将军肚"明显，时间长久不消，同时伴有形寒肢冷、腰膝酸软、肢体沉重。

◎ 拔罐方法

三种类型均采用留罐法。留罐15～20分钟，每周2～3次。也可用腹部走罐法。

◎ 注意事项

减肥是一个长期持久的过程，要有恒心与毅力，贵在坚持，建立良好的生活方式。少喝酒或戒酒，按时休息。养成运动的好习惯，进行合理的有氧运动锻炼，促进新陈代谢，以帮助消耗掉过多的热量；只要坚持不懈，健美、强壮是能够实现的。

◎ 取穴定位

（1）脾胃实热：胃俞、中脘、足三里、大肠俞、关元。

（2）湿浊内蕴：中脘、关元、大横、大肠俞。

（3）肾阳不足：肾俞、气海、中极、大肠俞、委中。

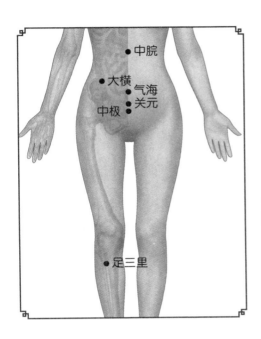

胃俞

在第十二胸椎棘突下，旁开1.5寸处。

中脘

在上腹部正中线上，当脐上4寸处。

足三里

在小腿前外侧，当犊鼻下3寸，距胫骨前缘1横指处。

大肠俞

在第四腰椎棘突下，旁开1.5寸处。

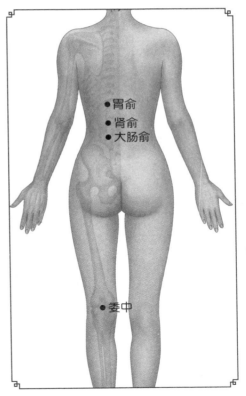

关元

在下腹部正中线上，当脐下3寸处。

大横

在脐中（神阙穴）旁开4寸处。

肾俞

在第二腰椎棘突下，旁开1.5寸处。

气海

在下腹部正中线上，当脐下1.5寸处。

中极

在下腹部正中线上，当脐下4寸处。

委中

在腘横纹中点，当股二头肌肌腱与半腱肌肌腱的中间。

祛除黑斑和黄褐斑

黑斑又称『蝴蝶斑』，大多集中于两颊。它的形成原因十分复杂，强烈的日晒、化妆品特别是劣质化妆品的应用，可诱发和加速黑斑的产生。

黄褐斑是一种以面部发生黄褐斑片为特征的皮肤病，大多分布于额、颊、鼻等处，呈不规则的斑片，但对称分布。是一种常见的局限性淡褐色到深褐色的色素沉着性皮肤病。一般在春、夏季加重，冬、秋季减轻。

◎ 致病因素

（1）精血不足。

（2）气血痰瘀积滞皮下，色素沉着而致。

（3）肝郁气滞，郁久化热，灼伤阴血，致使颜面气血失和而发病。

（4）脾虚生湿，湿热蕴结，上蒸于面所致。

◎ 症状分类

中医一般将黑斑和黄褐斑分为肝郁气滞、肾精亏虚和脾虚湿阻三型。

（1）肝郁气滞：颜面出现黄褐色斑片，伴腰膝酸软或急躁易怒，胸胁痛，舌质暗、苔薄白，脉沉细。

（2）肾精亏虚：黄斑褐黑，伴腰膝酸软，倦怠乏力，体弱羸瘦，舌红、苔少，脉沉细。

（3）脾虚湿阻：面斑黄褐，伴神疲，纳呆，脘腹胀闷或带下清稀，舌淡、苔腻，脉弦缓。

◎ 拔罐方法

消毒后，用针轻轻叩刺穴位，再用单纯拔罐法拔罐，留罐5～10分钟，用棉球将瘀血擦去。3日1次，连续7次为1个疗程。

◎ 注意事项

（1）养成好的生活习惯，保持良好的情绪。

（2）保持大便通畅，避免日光暴晒。

（3）解决黑斑和黄褐斑应以调理脏腑、活血益气，提高机体代谢为主。

（4）黄褐斑的疗程较长，要坚持治疗。

◎ 取穴定位

肝郁气滞、肾精亏虚和脾虚湿阻一般均取大椎、身柱、神道、至阳、筋缩、命门。

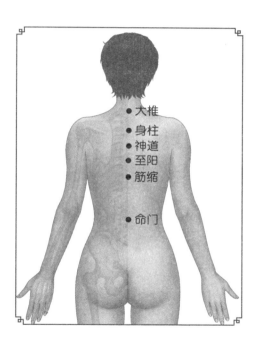

大椎

后正中线上，在第七颈椎棘突下凹陷中。

身柱

后正中线上，在第三胸椎棘突下凹陷中。

神道

后正中线上，在第五胸椎棘突下凹陷中。

至阳

后正中线上，在第七胸椎棘突下凹陷中。

筋缩

后正中线上，在第九胸椎棘突下凹陷中。

命门

第二腰椎棘突下凹陷中。